中医历代名家学术研究丛书

主编 潘桂娟

冷伟 李飞 编著

武之望

Academic Research Series of Famous
Doctors of Traditional Chinese
Medicine through the Ages

"十三五"国家重点图书出版规划项目

中国中医药出版社

·北 京·

U0334483

图书在版编目（CIP）数据

中医历代名家学术研究丛书.武之望 / 潘桂娟主编；冷伟，李飞编著 . —北京：中国中医药出版社，2017.9
ISBN 978-7-5132-1746-0

Ⅰ.①中… Ⅱ.①潘… ②冷… Ⅲ.①中医学—临床医学—经验—中国—明代 Ⅳ.① R249.1

中国版本图书馆 CIP 数据核字（2013）第 293758 号

中国中医药出版社出版

北京市朝阳区北三环东路 28 号易亨大厦 16 层
邮政编码　100013
传真　010 64405750
河北新华第二印刷有限责任公司印刷
各地新华书店经销

开本 880×1230　1/32　印张 5.75　字数 154 千字
2017 年 9 月第 1 版　2017 年 9 月第 1 次印刷
书号　ISBN 978 – 7 – 5132 – 1746 – 0

定价　42.00 元
网址　www.cptcm.com

社 长 热 线　010–64405720
购 书 热 线　010–89535836
侵 权 打 假　010–64405753

微信服务号　**zgzyycbs**
微商城网址　**https://kdt.im/LIdUGr**
官 方 微 博　**http://e.weibo.com/cptcm**
天猫旗舰店网址　**https://zgzyycbs.tmall.com**

如有印装质量问题请与本社出版部联系（010 64405510）

项目来源及国家重点图书出版计划

2005 年度国家"973"计划课题"中医理论体系框架结构与内涵研究"（编号：2005CB532503）

2009 年度科技部基础性工作专项重点项目"中医药古籍与方志的文献整理"（编号：2009FY120300）子课题"古代医家学术思想与诊疗经验研究"

2013 年度国家"973"计划项目"中医理论体系框架结构研究"（编号：2013CB532000）

国家中医药管理局重点研究室"中医理论体系结构与内涵研究室"建设规划

"十三五"国家重点图书、音像、电子出版物出版规划（医药卫生）

前言

中医理论肇始于《黄帝内经》《难经》，本草学探源于《神农本草经》，辨证论治及方剂学发轫于《伤寒杂病论》。在此基础上，历代医家结合自身的思考与实践，提出独具特色的真知灼见，不断革故鼎新，充实完善，使得中医药学具有系统的知识体系结构、丰富的原创理论内涵、显著的临床诊治疗效、深邃的中国哲学背景和特有的话语表达方式。历代医家本身就是"活"的学术载体，他们刻意研精，探微索隐，华叶递荣，日新其用。因此，中医药学发展的历史进程，始终呈现出一派继承不泥古、发扬不离宗的繁荣景象。

中国中医科学院中医基础理论研究所，自 2008 年起相继依托 2005 年度国家 "973" 计划课题 "中医学理论体系框架结构与内涵研究"、2009 年度科技部基础性工作专项重点项目 "中医药古籍与方志的文献整理" 子课题 "古代医家学术思想与诊疗经验研究"、2013 年度国家 "973" 计划项目 "中医理论体系框架结构研究"，以及国家中医药管理局重点研究室 "中医理论体系结构与内涵研究室" 建设规划，联合北京中医药大学等 16 所高等院校及科研和医疗机构的专家、学者，选取历代具有代表性或学术特色突出的医家，系统地阐释与解析其代表性学术思想和诊疗经验，旨在发掘与传承、丰富与完善中医理论体系，为提升中医师理论水平和临床实践能力和水平提供参考和借鉴。本套丛书即是此系列研究阶段性成果总结而成。

综观历史，凡能称之为"大医"者，大都博览群书，

学问淹博赅洽，集百家之言，成一家之长。因此，我们以
每位医家独立成书，尽可能尊重原著，进行总结、提炼和
阐发。此外，本丛书的另一个特点是，将医家特色学术
观点与临床实践相印证，尽可能选择一些典型医案，用以
说明理论的实践价值，便于临床施用。本丛书现已列入
《"十三五"国家重点图书、音像、电子出版物出版规划》
中的"医药卫生"重点图书出版计划，并将于"十三五"
期间完成此项出版计划，拟收载历代 102 名中医名家，总
字数约 1600 万。

丛书各分册作者，有中医基础学科和临床学科的资深
专家、国家及行业重点学科带头人，也有中青年教师、科
研人员和临床医师中的学术骨干，分别来自全国高等中医
院校、科研机构和临床单位。从学科分布来看，涉及中医
基础理论、中医各家学说、中医医史文献、中医经典及中
医临床基础、中医临床各学科。全体作者以对中医药事业
的拳拳之心，共同努力和无私奉献，历经数年成就了这份
艰巨的工作，以实际行动切实履行了传承、运用、发展中
医药学术的重大使命。

在完成上述科研项目及丛书撰写、统稿与审订的过程
中，研究团队暨编委会和审订委员会全体成员，精益求精
之心始终如一。在上述科研项目负责人、丛书总主编、中
国中医科学院中医基础理论研究所潘桂娟研究员主持下，
由常务副主编张宇鹏副研究员、陈曦副研究员及各分题负
责人——翟双庆教授、刘桂荣教授、郑洪新教授、邢玉瑞

教授、钱会南教授、马淑然教授、文颖娟教授、陆翔教授、杨卫彬研究员、崔为教授、柳亚平副教授、江泳副教授、王静波博士等，以及医史文献专家张效霞副教授，分别承担或参与了团队的组织和协调，课题任务书和丛书编写体例的起草、修订和具体组织实施，各单位课题研究任务的落实和分册文稿编写和审订等工作。编委会还多次组织工作会议和继续教育项目培训，组织审订委员会专家复审和修订；最终由总主编逐册复审、修订、统稿并组织作者再次修订各分册文稿。自 2015 年 6 月开始，编委会将丛书各分册文稿陆续提交中国中医药出版社，拟于 2019 年 12 月之前按计划完成本套丛书的出版。

2016 年 3 月，国家中医药管理局颁布了《关于加强中医理论传承创新的若干意见》，指出"加强对传承脉络清晰、理论特色鲜明的古代医家的学术思想研究，深入研究中医对生命、健康与疾病认知理论，系统总结中医养生保健、防病治病理论精华，提升中医理论指导临床实践和产品研发的能力，切实传承中医生命观、健康观、疾病观和预防治疗观"。上述项目研究及丛书的编写，是研究团队对国家层面"加强中医理论传承与创新"号召的积极响应，体现了当代中医学人敢于担当的勇气和矢志不渝的追求！通过此项全国协作的系统工程，凝聚了中医医史、文献、理论、临床研究的专门人才，培育了一支专业化的学术队伍。

在此衷心感谢中国中医科学院及其所属中医基础理论

研究所、中医药信息研究所、研究生院，以及北京中医药大学、陕西中医药大学、山东中医药大学、云南中医学院、安徽中医药大学、辽宁中医药大学、浙江中医药大学、成都中医药大学、湖南中医药大学、长春中医药大学、黑龙江中医药大学、南京中医药大学、河北中医学院、贵阳中医药大学、中日友好医院等16家科研、教学、医疗单位，对此项工作的大力支持！衷心感谢中国中医药出版社有关领导及华中健编审、伊丽萦博士及全体编校人员对丛书编写及出版的大力支持！

本丛书即将付梓之际，百余名作者感慨万千！希望广大读者透过本丛书，能够概要纵览中医药学术发展之历史脉络，撷取中医理论之精华，传承千载临床之经验，为中医药学术的振兴和人类卫生保健事业做出应有的贡献！

由于种种原因，书中难免有疏漏之处，敬请读者不吝批评指正，以促进本丛书不断修订和完善，共同推进中医药学术的继承与发扬！

《中医历代名家学术研究丛书》编委会

2016年9月

凡例

一、本套丛书选取的医家，均为历代具有代表性或特色学术思想与临床经验的名家，包括汉代至晋唐医家6名、宋金元医家18名、明代医家25名、清代医家46名、民国医家7名，总计102名。每位医家独立成册，旨在对医家学术思想与诊疗经验等内容进行较为详尽的总结阐发，并进行精要论述。

二、丛书的编写，本着历史、文献、理论研究有机结合的原则，全面解读、系统梳理和深入研究医家原著，适当参考古今有关该医家的各类文献资料，对医家学术思想和诊疗经验，加以发掘、梳理、提炼、升华、概括，将其中具有理论意义、实践价值的独特内容阐发出来。

三、丛书在总体框架上，要求结构合理、层次清晰；在内容阐述上，要求概念正确、表述规范，持论公允、论证充分，观点明确、言之有据；在分册体量上，鉴于每个医家的具体情况不同，总体要求控制在10万～20万字。

四、丛书每一分册的正文结构，分为"生平概述""著作简介""学术思想""临证经验"与"后世影响"五个独立的内容范畴。各分册将拟论述的内容按照逻辑与次序，分门别类地纳入以上五个内容范畴之中。

五、"生平概述"部分，主要包括医家姓名字号、生卒年代、籍贯等基本信息，时代背景、从医经历以及相关问题的考辨等。

六、"著作简介"部分，逐一介绍医家的著作名称（包括现存、已经亡佚又经后人辑复的著作）、卷数、成书年代、主要内容、学术价值等。

七、"学术思想"部分，分为"学术渊源"与"学术特色"两部分进行论述。前者重在阐述医家之家传、师承、私淑（中医经典或前代医家思想对其影响）关系，重点发掘医家学术思想的历史传承与学术渊源；后者主要从独特的学术见解、学术成就、学术特点等方面，总结医家的主要学术思想特色。

八、"临证经验"部分，重点考察和论述医家学术著作中的医案、医论、医话，并有选择地收集历代杂文笔记、地方志等材料，从中提炼整理医家临床诊疗的思路与特色，发掘、总结其独到的诊治方法。此外，还根据医家不同情况，以适当方式选录部分反映医家学术思想与临证特色的医案。

九、"后世影响"部分，主要包括"学术影响与历代评价""学派传承（学术传承）""后世发挥"和"国外流传"等内容。其中，对医家的总体评价，重视和体现学术界共识和主流观点，在此基础上，有理有据地阐明新见解。

十、附以"参考文献"，标示引用著作名称及版本。同时，分册编写过程中涉及的期刊与学位论文，以及未经引用但能体现一定研究水准的期刊与学位论文也一并列出，以充分体现对该医家研究的整体状况。

十一、附以丛书全部医家名录，依照年代时间先后排列，以便查检。

十二、丛书正文标点符号使用，依据《中华人民共和国国家标准标点符号用法》（GB/T 15834-2011）。医家原书中出现的俗字、异体字等一律改为简化正体字，个别不能对应简化字的繁体字酌予保留。

《中医历代名家学术研究丛书》编委会

2016 年 9 月

内容提要

武之望，字叔卿，号阳纡，生于明嘉靖三十九年（1560），卒于崇祯二年（1629），陕西临潼（今西安市阎良区）人。武之望勤于著述，汇集各家之长，参以自己临证体会，著有《济阴纲目》《济阳纲目》《疹科类编》等。武之望全面而系统地梳理和总结了明代以前内、外、妇、儿、男科、老年病、养生保健等诸科病证诊治规律，特别在妇科方面贡献尤著。本书内容包括武之望的生平概述、著作简介、学术思想、临证经验、后世影响等。

武之望，字叔卿，号阳纡，生于明嘉靖三十九年（1560），卒于崇祯二年（1629）；陕西临潼（今西安市阎良区）人。其勤于著述，汇集各家之长，参以临证体会，著有《济阴纲目》《济阳纲目》《疹科类编》等，均为中医学史上的重要文献，对后世有一定的学术影响。

武之望认为，历代医家的著述汗牛充栋，不免存偏执之弊，如守一家之传难免挂漏，阅诸氏之说又苦浩繁，且良莠并存，研读诚难。如其在《济阳纲目·序》中所云："余尝遍观群书，粤自《灵》《素》以来，名哲代作，著述日繁，汉有七家，唐得六十四，宋益以一百九十有七，其余可传者，共五百九十六部，一万有九十二卷，而吾熙朝之彦，续有万余卷，汗牛充栋，诚难枚举。然简册浩繁，虽有见地之真，不乏偏执之弊，学者望洋而叹，安讥指归也。"有鉴于此，武之望以毕生之精力，荟萃古今医家精华，参以自身临床经验和体会，纲举目张，条分缕析，编著成《济阴纲目》《济阳纲目》《疹科类编》等著作，尤其在妇科、老年科、男科、儿科文献等方面贡献尤多。武之望遵古而不泥古，虽无独树一帜之风，却也不乏真知灼见。

新中国成立以来，有关武之望学术探讨的期刊论文有30余篇。因武之望本人并非临床医生，故多认为其"述而不作"。综观武之望的著作内容，其学术思想，主要体现在对医论引用的取舍及所列方药选择等具体细节上，凝炼其学术思想确有一定困难，故对其学术特点的研究整体上仍欠深入，迄今尚无专著产生。笔者在前人探讨的基础上，深入而细致地研读原著，并亲自到武之望故里，搜集到许多珍贵的第一手资料，在武之望的生平和籍贯考证、学术思想与临证特色探讨、后世继承与发挥等方面，有了进一步的深入和拓展。

《济阴纲目》与《济阳纲目》为武之望的代表著作，撰成已有三百余年，其间传抄刻印，辗转流传，版本关系比较复杂，传本中存在的内容错误，以及文字错讹，编次淆乱之处，不一而足。陕西中医药研究院苏礼研究员，于1999年主校的《济阴济阳纲目》在中国中医药出版社首次出版。该书是《济阴纲目》与《济阳纲目》的首次合刊校注本。经过精心整理校注的《济阴济阳纲目》，阴阳相济，珠联璧合，既充分保存了武之望原著的旧貌，又纠正了底本在文字、内容以至刊刻、体例诸多方面的弊病，基本上做到了文字精审，校注得当，内容翔实，检索便捷，且对武之望的学术思想进行了初步总结。因此，本次整理研究以该书为主要参考，引用了苏礼研究员有关武之望学术研究的部分成果，在此表示由衷感谢。

在此衷心感谢参考文献的作者支持本项研究的各位同仁！

陕西中医药大学　冷伟　李飞

2015 年 6 月

目 录

武之望

生平概述

武之望，字叔卿，号阳纡，生于明嘉靖三十九年（1560），卒于明崇祯二年（1629），明临潼县阜广里广阳屯（今陕西西安市阎良区武屯镇广阳村）人。武之望"自幼习儒，长嗜岐黄"。明万历十九年（1589）中进士，官至陕西三边总督。其为官刚正不阿，办事干练，堪称一代廉吏。武之望于政务之余，留心医药，特别是于万历三十一年（1603）辞官回乡后，钻研医学，诊疗疾病，勤于著述，汇集各家之长，参以自己的临证体会，著有《济阴纲目》《济阳纲目》《疹科类编》等，堪称鸿篇巨著，与同时代名医王肯堂齐名。在中医学史上具有重要地位。同时，武之望在方志、文学等领域也多有建树，被誉为关中鸿儒。

一、生平纪略

（一）生卒考辨

《临潼县志》对武之望的生卒年代均未记述。武之望是明代人，还是清代人？这个问题困扰了学术界将近两个世纪。自从清代《四库全书提要》记载"《济阴纲目》十四卷，国朝武之望撰，汪淇笺释"之后，许多学者沿袭其说，以讹传讹。诸如丹波元胤《医籍考》、谢观《中国医学大辞典》、陈邦贤《中国医学名人志》、贾得道《中国医学史略》等。直至20世纪80年代的中医药院校教材《中医各家学说》中，仍把武之望列为清代人，且排列在叶桂、薛雪之后；在该书下编"妇科学说"第五节中说："清代之初，有关中武之望字叔卿者，又集诸家之说，而成《济阴纲目》十四卷。"如此陈陈相因，不加订正，以致不少人认为武之望就是清代人。

实际上，武之望本系明代人，且于明末故去。从王正宇等"武之望是清代人吗"一文的考证，可以证实这点。《明通鉴》卷八十一崇祯二年己巳（1629）记载："是月以左副督御史杨鹤总督三边……寻三边总督武之望卒官，而是时关中寇炽，廷臣莫肯往，群推鹤，问方略……遂拜鹤兵部右侍郎，代之望总督军务。"据此可见，武之望卒于明崇祯二年（1629）无疑。

据清人吴伟业《绥寇纪略》卷一载，武之望于明崇祯元年（1628）六月，为右都御史兼兵部右侍郎，总督陕西三边军务，同年十二月二十四日曾就兵劫固原州库一事奏崇祯帝，次年（1629）病死。这进一步证实武之望于明崇祯二年病逝。此外，《明史·杨鹤传》亦云："明年（崇祯二年），总督武之望死，久之，廷臣莫肯往者，群推鹤。"另外，清·王楫的《崇祯长编》明确记载："崇祯二年（1629）三月戊寅，三边总督武之望卒……四月甲午，以杨鹤为都察院右副都御史兼兵部右侍郎，总督三边。"

关于武之望的生年，历来也争论不休，莫衷一是。经过翔实的考证，我们认为生于1560年证据充分。兹简要分析如下：多年来，大多学者认为武之望生于明嘉靖三十一年（1552），此说源于武之望《济阴纲目·自序》中"嗣见同年王宇泰氏所辑《女科准绳》"一语。同年在古代虽有同岁之意，但后来广泛用来指同科考中之人，武之望于万历十七年（1589）中进士，查《明清进士碑名录索引》，武之望为三甲138名，而王肯堂为同科三甲184名。据此，《自序》中的同年应是对同年中进士而言。但鉴于武之望的生年无法查考，而同年又有同龄之意，遂主张姑且将武之望的生年定在1552年，为了慎重起见，还在前加一"约"字。但在他人的传抄转载当中，"约"字被省去，1552年之说一时几成定论。

20世纪80年代，姜亚洲在其《武之望生平与史迹调查》中提到，武之望应生于明嘉靖末年至隆庆初年，但未就此继续深入探讨。其他的研究者，常从武之望医学著作的题跋中考辨其生年，也未得出新的结果。我们另辟新径，对武之望其他存世文献进行认真研读，并走访了武之望后人，推算出武之望的生年为明嘉靖三十九年（1560）。

武之望《临潼邑侯心棠马公生祠碑记》（以下简称《碑记》）是研究武之望生年的一篇重要资料，但长期以来却未引起重视。这篇碑记，是武之望应家乡父老为纪念原临潼县令马民牧所写的。康熙年间《临潼县志》载，马民牧万历二十三年（1595）任临潼县令。《碑记》云："公在治三载……去一年，而公称籍甚于晋皋，寻荐为平陆令。我父老又怨曰：与其今予平陆，何若初不夺我骊下？彼平陆何幸焉，而徒啬我骊之人也。乃相率之平陆谒贺。归而为之祠，且请记于余，以志不忘。"马民牧于万历二十八年（1600）任平陆令。据此可知，这篇《碑记》应写于1600年，当时武之望任南京兵部车驾司主事。《碑记》又云："计吾邑猾子弟素横，往往十余年攻讦一长吏，四十年来已三见此矣！"重要的就是这一句，武之望说四十年来已三见此矣！因为说的是"见"，故我们理解这里的"四十年"应该指的是武之望有生以来，也就是说当时武之望40岁。由1600年上推40年，则武之望的生年应该是1560年，即嘉靖三十九年。当然也可理解为自1560年起，武之望共见到三位临潼县令遭刁民诬告而调离。若如此，武之望的生年还要早于1560年。这种情况有，但可能性很小。如何排除这种可能呢？其实，查清第二个因刁民诬告而调任的县令，这个问题就迎刃而解了。据武之望为临潼县令张蒲所写《临潼邑侯凤麓张公生祠碑记》云："方公之来，适前令为悍民所讼，俗嚣然其未靖矣。"查乾隆《临潼县志》知，张蒲万历十四年（1586）到任，其前任是翼城人刘应聘，也就是说刘应聘是武之望见到的因刁民诬告而被调离的第二个临潼县令，距离马民牧被调离的1597年有11年，与武之望说的"十余年攻讦一长吏"相契合。根据武之望说的"十余年攻讦一长吏"，由刘应聘被调离的1586年，即便上推

19 年也只能是 1567 年，也就是说武之望见到的第一个因刁民诬告被调离临潼知县离任时间超不过 1567 年。姑且认为武之望见到的第一位因"攻讦"而调任的临潼知县调离时间就是 1567 年，到其撰写马民牧生祠碑记的 1600 年，历时 33 年，武之望完全可以说 30 余年来，甚至不到 30 年，不必说 40 年来。据此，武之望《临潼邑侯心棠马公生祠碑记》中所云"四十年来已三见此矣"的 40 年，只能理解为其有生 40 年以来，即从嘉靖三十九年（1560）以来。

　　武之望生于 1560 年，也与其他史料契合。20 世纪 90 年代初，我们曾走访了武之望的十一世孙武继祖老先生，其自述先祖武之望死时 60 余岁。若以武之望生于 1560 年，其卒年 69 岁，也在这个范围。《济阴纲目》中有武之望按曰："岁万历甲申（1584），余一嫂年二十余，患虚劳日久，势已不放，余时稍能阅医书……"武之望《济阴纲目·自序》中云："余幼治儒经，长嗜岐黄。"幼自当是幼年，长即长大成人。《礼记》云："问国君之年，长，曰能从宗庙社稷之事矣；幼，曰未能从宗庙社稷之事也。"古代成人一般是在弱冠之年，以此来看武之望接触医学当在 20 余岁。武之望自云其于 1584 年已稍能读懂医书，此语也可为武之望生于 1560 年的佐证。据武之望为临潼县令张蒲所作的《临潼邑侯凤麓张公生祠碑记》云："余时为诸生无奇也，而公每鉴赏之，曰：'是子必第，第必先。'已而领贤书、上春官，一如公言。"武之望还是秀才时，已崭露头角，临潼县令张蒲对他就很赏识，断言他必能考中。按其生于 1560 年，其考中进士时 29 岁，这与一般人中进士的年龄基本吻合，这个年龄中进士也合乎张蒲对其赞赏这一事实。道光乙酉（1825）张岳崧《张荫斋先生注梓济阳纲目序》曰："（武之望）早登黄甲，饱经史，学问经济，无一不参古圣贤之精微，政治地理，无一不超古大臣之纲纪。"按其生于 1560 年，29 岁考中进士，可以说是早登黄甲。若按其生于 1552 年，37 岁考上进士，则有些名不副实。

武之望生年的铁证，应该是其墓志一类的文献，但寻找武之望墓志十分渺茫。我们也曾对其好友的文集进行检索未果；位于阎良区武屯镇中合村的武之望墓现已为居民点占据，挖掘考证有很大难度。正当我们对上述考证结果还有一丝犹豫之际，2013 年 12 月 1 日，传来了振奋人心的消息，好友南海洋托人从浙江天一阁所藏的《万历十七年进士履历便览》中查到武之望生于"嘉靖庚申（1560）四月初五日（公历 4 月 29 日）"的明确记载，这与上述依据武之望文章考证结果完全契合。至此，武之望生于嘉靖三十九年（1560）四月初五日可成定论，困扰医史和方志界的这一谜题终于解开。

（二）武之望年谱

嘉靖三十九年（1560）

庚申四月初五日（公历 4 月 29 日），武之望生于陕西临潼县阜广里广阳屯（今西安市阎良区武屯镇广阳村）。

隆庆二年（1568）

三月，临潼 5.5 级地震；五月西安又震，灾及临潼，是年大旱。

万历十年（1582）

大旱、饥。

万历十二年（1584）

已能读医书。族叔武带川素精医术，武之望受其教诲颇多。

万历十四年（1586）

武之望为诸生时，崭露头角，为临潼知县张蒲所器重，张蒲断言其将来必能考中进士。张蒲去任后，武之望还应当地人民之请，撰写了《临潼邑侯凤麓张公生祠碑记》。

万历十五年（1587）

十月十一日，长子献哲出生。

万历十六年（1588）

八月，到西安参加乡试，中解元。

万历十七年（1589）

中进士，为三甲 138 名，被派到都察院观政实习。

万历十八年（1590）

出任霍丘（今安徽霍邱，在安徽西部）县令。"霍故疲邑，望至，革旧例公费数千金，额征限民自输，无追呼，然亦无逋赋，但以课士为乐。不治盗，顾治捕盗者，盗乃屏迹"。

万历十九年（1591）

修霍丘县训导衙舍。

九月，调任江都县（今扬州）令。"之望长身玉立，丰采映人，政和教肃，士民安之。事上官，恭不阿，直不为抗；乡大夫剌敕门者必露封而后进，一时请托顿绝"。在任期间，与扬州知府吴秀议复王塘，会有挠者，功败垂成。

万历二十一年（1593）

九月九日，万历皇帝敕封武之望的父亲为文林郎，母亲为孺人。

霍丘县民众怀念之望政绩，为武之望建立生祠，立碑颂德。

因政绩卓著，提升到吏部，任考功司主事。

万历二十二年（1594）

调任吏部文选司主事，"生平正色，立朝不为朋党，遇事独断，曾不依违两可"。

万历二十三年（1595）

临潼县令马民牧在武之望故里设广阳镇，武之望撰《广阳镇新市碑记》以记其事。

万历二十四年（1596）

因渭南南师仲之请，为其先兄书写《南学仲墓表》（八分体）。南学仲为南轩长子。

万历二十五年（1597）

八月，编著的《举业卮言》成书，两年后付梓。《举业卮言》是对八股文产生以来的第一次理论总结。武之望以儒家思想为基础，融以医学理论和阳明心学，条分缕析，还对八股文的几个理论范畴进行分别论述，从内容到形式，从个人修养到具体做法，对八股理论做了全面总结，为我国文学批评史添上了光彩照人的一笔。

万历二十六年（1598）

四月，调武之望到南京兵部，任车驾司主事。

万历二十八年（1600）

原任临潼县令马民牧调任山西平陆知县，临潼民众感其德政，为其建生祠。武之望应乡亲之请，撰写了《临潼邑侯心棠马公生祠碑记》。

因"忤当路"，被倪私惠接任，而改兵曹。

万历三十年（1602）

渭南名人南轩去世，武之望撰《祭南旸谷文》。

夏，为扬州于承祖诗集《嶨音集》作序。

万历三十一年（1603）

长子武献哲乡试中举。

无心仕途，称病归里，"里寓之顷，恒闭门扫轨，却迹城市，日拥书万卷，以课勖子弟从游之士，而更嗜医术"。

居乡不以行能势位骄人。缙绅初见者，多疑畏不敢近，久之无不折服。

万历三十四年（1606）

春，疫气流行，武之望故里的儿童因为麻疹而死亡者十居八九。连武之望刚满两岁的孙子，也患了麻疹，"举家惶惧涕泣，以为且不救"。武之望参考管橓所撰《保赤全书》有关治法，按方投剂，应手而痊。家乡周围的人听到武之望治好自己孙子麻疹的消息，接踵求治，十天之内就治好了近百例麻疹病儿，而且没有一例发生意外。

冬，长子献哲妻王氏病，之望着次子迪哲赴三原请名医来星海会诊。时星海初中举人，以冗务锁身不能至，以十余药丸让其带回。献哲妻服后，病情大为好转。

万历三十六年（1608）

编修《临潼县志》4卷。祖籍临潼任村里坡李村（阎良区关山镇坡李村）的李三才、临潼知县王联芳（山东寿光县举人）为其志作序，给予了高度评价。

万历三十七年（1609）

任南京兵部主事。

同年任南京兵部员外郎。

万历三十八年（1610）

升南京兵部郎中。

万历三十九年（1611）

升山东右参议、辽东苑马寺卿，奉敕整饬海盖等处兵备。

万历四十一年（1613）

升山东按察司副使、兖西道兵备，仍管永平兵备事务。在任期间，初刊医学著作《济阴纲目》14卷。在永平时，因军中缺乏粮饷，抚宁县台头营士兵在城下鼓噪闹事，众官主张借州府所贮济军饷以解燃眉之急，平息骚乱。他认为不可，万一其他营士兵仿效，岂不酿成大患？于是亲临城上推心置腹地进行劝慰，先散去图后解决，终未酿成兵乱。

万历四十三年（1615）

六月辛卯，升为南京通政司右参议。

万历四十五年（1617）

所著《疹科类编》成书。

同年四月，撰《三原县舌受清浊二河水利记》。

万历四十六年（1618）

八月甲戌，武之望升为南京太常寺少卿。"时科道鸥张，分门树帜，因作《五贼说》诋之，公论称快"。"狱多平反，力雪韩宗功冤，得减死。"

十二月辛未，武之望升为太仆寺少卿。

万历四十七年（1619）

正月，又转为太常寺少卿。

五月己丑，之望以疾乞休，许之。

万历四十八年（1620）

三月，修订《济阴纲目》5卷，梓行问世。《济阴纲目》引录资料丰富，有论有方、实用性强。1665年汪淇笺释万历永平初刊本后，流传渐广，至今仍是中医妇产科的权威著作。

同月，家乡荆山后土庙重修告竣，武之望为其撰写碑额。

天启元年（1621）

次子武迪哲中举。

天启皇帝封武之望之父武寅为南京太常寺少卿，封其母为恭人。

王楫等人在武之望故里重梓《济阴纲目》。

天启二年（1622）

正月辛酉，调武之望为南京太常寺少卿。

同年，长子武献哲考中进士，为二甲66名。

天启三年（1623）

四月甲戌，武之望升为大理寺右少卿。

十月乙巳，武之望升为太常寺卿。

天启四年（1624）

三月，为都察院右副都御史，巡抚登莱。

天启五年（1625）

三月，武之望派部将张攀守旅顺。

旅顺饥荒，武之望捐米救助。

三月乙卯，武之望上疏，条陈海外情形及防御机宜。

六月《疹科类编》修订后正式梓行。《疹科类编》文字精练、内容丰富，论疹科辨证义详而明，述疹科治疗方备而确，申兼症证治，法赅而精。其所论及附方，不仅适于麻疹一证的辨证治疗，同样适用于多种儿科杂病的诊治，因而至今仍具有一定的研究及实用价值。

武之望多次上疏弹劾镇守东江（又称皮岛，在鸭绿江口）的总兵毛文龙飞扬跋扈、虚报战功。毛文龙亦多次上疏诋毁武之望。

朝鲜译官皮得枕等贸运军粮于登州，遇风船败，借得渔船，泊于中原境，武之望调发船舶，定将护送，各边司咨请优赏来人，修帖致谢。

十二月乙未，明廷感到武之望与毛文龙"形迹既已稍分，精神终难强合"，升之望为南京吏部侍郎。

天启六年（1626）

任南京兵部添设左侍郎。

五月甲子，上疏弹劾毛文龙为当世"安史"。

八月，因疾乞休返乡。

十二月，编成108卷的《济阳纲目》，计150余万字，囊括了内、外、五官和急救、养生等。全书援引明代及明代以前著述113家，医籍上万卷，载方 7300 余个，保存了许多今已罕见的医药学术资料。

天启七年（1627）

在故里清河上修建栎阳桥，造福桑梓。

崇祯元年（1628）

五月己巳，武之望病假已满，迁为南京刑部左侍郎，仍管右侍郎事。

六月庚戌，因其"谙练边事，猷略过人"，拜右都御使兼兵部右侍郎，总督陕西三边军务。士卒缺饷，谋作乱如台头营，乃廉治其魁，一军肃然。

十二月，固原兵变，武之望就此事上奏朝廷。参加兵变的士卒劫取了固原州库的财物，接着转攻泾阳、富平、三原，官军游击李英被俘虏。

崇祯二年（1629）

陕北农民起义规模越来越大，遍布多县，面对这种纷繁复杂、进退维谷的局面，武之望忧惧成疾。三月二十二日（公历 4 月 15 日），卒于固原三边总督府。归葬故里，被尊为乡贤。

（三）故里遗迹

1. 武氏宗祠

宗祠是祭祀祖先的处所，在封建社会它是光宗耀祖教育子孙的地方。武之望先祖迁居临潼县广阳镇后，一直没有祠堂。武之望入宦后在广阳镇修建了武氏宗祠，其址在今现阎良区武屯街中段路北的广阳商店。

清初，武之望的族人，以其学识渊博、官位显赫，是武之望家族中值得纪念的先辈，遂将武之望祀入其中。清乾隆《临潼县志》将武氏宗祠记作武之望祠。武之望宗祠于 1862 年陕甘回民起义时遭到毁坏。1914 年，武之望的第九代孙武钧召集族人对其重修，使之规模宏敞，成为当时临潼渭北地区最大的一座宗祠。宗祠坐北面南，占地约 500 平方米，临街有前殿五间，门前有两尊巨型石狮，工艺精湛，栩栩如生，高约三米，在当地十分罕见。从大门穿过过道进入院中，两侧为厦子房，正面最北端为正殿，共五间，大殿内供奉武之望迁广阳屯的六房始祖及武之望、武懋赏、武并壁的牌位。有武之望泥像一尊（当为清代所塑，具体年代不详），着官服，面饰铜色。供桌两侧的柱子上有楹联。东墙上镶有碑石。旧时春节、清明，武之望族人都要会集到宗祠，祭奠先祖。"文革"中，武之望的泥像被毁，前殿于1984年被拆除，残存的大殿于1985年被拆除。存世的仅有1917年武钧撰文、高赓恩书写的临潼武之望重修宗祠碑，1977年被陕西医史馆（现陕西中医药大学的陕西医史博物馆）征集。碑身通高3米有余，宽0.8米，厚0.24米。碑首为半圆形，高约0.96米，上雕蟠龙，正中刻"光裕"（光前裕后的省语）二字，碑文字迹斑驳不清，已多不可识。碑座仅余龟身前部。

武之望先祖故里陕西白水县器休堡原也有武氏宗祠，建于明景泰二年（1451），里面供奉有武之望的画像。新中国成立前，武屯的武之望族人曾将先祖画像自白水祖祠"迎回"武屯供奉，后在"文革"中散失。近年来，白水的武之望族人又修复了武氏宗祠。

附：武钧《临潼武之望重修宗祠记》

吾族宗祠创自明季七世祖叔卿公之手，原穷末迁临世系年月俱详载诸旧碣。清初，族人念叔卿公官居风宪，学问渊博，亮节清风，足为后裔所矜式，遂移主祠中，且将公手著《济阴济阳纲目》《举业卮言》《海防疏》《鸡肋编》《疾疹痘病》等书及版庋两庑中，时合六房始祖而共祀之，用以激励子弟。举数传至十三世懋赏公，公重整家法，又著《十劝》《十戒》诸作续谱尾，诏勉同宗。祠中规模，灿然一备。同治纪元，花门乱起，焚两庑书册，牍版悉火烬，岿然存者，仅余寝堂一座。谱牒以匿窖中，劫后检出，多朽腐。先君并壁公敬谨修葺缮完本，藏置祠中。而寒素乏资，两庑卒难复旧观。钧时承训膝下，先君召钧而谕曰："后能重起两庑，始为我家之肖子。"钧聆谕唯唯，镂诸心。后以居外舌耕，未能继志。言念及此，五

内怦怦。辛亥变后，闭门家居，回忆先君谕言，方寸不胜怅触。甲寅春，
捐资为倡，庀材鸠工理厥事。狭者扩之，毁者复之，无者创之。新建飨堂、
街房各五楹，抱厦一座。因两庑旧址重起回廊八楹，增寝堂三楹为五檐，
外籀两小鱼池，未终岁，次第落成。藉旧房祖资聘名宿，右庑设一学校，
俾族人穷经其中；左庑储仓防饥馑。享祭者六房始祖外，仍以叔卿公从祀，
遵故规尔。时栋宇巍然，合族毕集，佥谓十三世祖懋赏公整家法，先君并
壁公修谱牒，承先启后，均宜附祭。彰□□□议决许时移二主入祠。祠规，
祖宗已先钧言之，惟祭田未置，自问不无惭歉，备而无憾，以待继起者。

迁临潼十六世孙岁贡候选训导钧谨撰记。

赐进士出身资政殿大夫、太常寺少卿、弘德殿上书房行走、陕西陕安
道翰林院编修、通家后学宁河高赓恩书。

款目由县领裔孙恒敬出罚款银三百两、裔孙钧捐助大钱十缗、裔孙炳
略捐助大钱五缗、裔孙天智捐助大钱伍缗。

岁次疆圉大荒落□陬月谷旦，十六世孙钧率族弟恒敬、子侄德顺、炳
略，孙天智等敬摹上石 富平杜金恒刻字。

2. 武之望墓

明崇祯二年（1629）三月，武之望病故于三边总督任上。相传，其家
人遵崇祯皇帝旨意将其遗体秘密运回故里安葬。其墓地在今武屯镇东约七
里的中合村（霉家庄）。武之望之所以葬于此地，可能有以下几方面的原
因：一是这里本来就是武家的田产；二是武之望是武家最显赫的人，另辟
新茔以彰显其业绩；三是这里地处秦汉栎阳故城南部，东临石川河水，南
眺巍巍骊山，是一块风水宝地，早在秦汉时期就是先民的墓葬区。武之望
的墓园坐北向南，占地约有五亩。墓前神道长约有 500 米，神道两侧从南
向北至墓前依次为石旗杆、石羊、石猴、石马、石人等 5 对石刻，墓冢直
径约 4 米多，高 2 米余，墓前有碑石 4 通。新中国成立前，每逢清明，武

之望族人都要抬着丰盛的祭品来此祭奠，追念先祖。"文革"中，武之望墓园被毁坏无余，墓前石刻被拉去烧了白灰，墓冢被夷平，20世纪80年代后期逐渐为居民宅院占据。20世纪80年代初，武之望的研究者渭南姜亚洲曾到武之望墓故地考察，还见过碑座、石羊座、旗杆座等石刻四件。据中合村（霰家庄）村民霰西安讲，武之望墓前的石龟碑座被埋在其宅基地下。他到过阎良周边不少区县，见过许多明清时期的石刻，但无论是体积还是雕刻工艺都远逊于武之望墓前的石刻。

武之望墓原由一姓王的铁匠守护，住于墓旁。经历三百多年，王铁匠的后人在此不断繁衍，成了附近的大村，人称王铁村。除武之望墓外，武之望家族的较大规模墓地还有三处。一处在今武屯镇广阳村广西堡西南，为武之望的祖坟，我们曾在故地见过遗留的两尊石羊。另一处在武屯街南，阎渭公路东约400米处，相传为武之望父母和长子武献哲等人的坟墓。墓地在一高阜上，今已破坏得面目全非。墓葬在"文革"中被毁，墓前原石马、石羊多件，我幼时曾见过残存的三尊石马及其他石刻残件。2006年夏，我再去访寻时，石马已被当地村民盗卖，仅留三个石龟碑座、一个蟠龙碑首，另有旨碑（已一分为二），因半截埋在土中，仅识得碑文为明代某皇帝给武寅的圣旨，据此我才知原先墓前的石刻是武寅的。阎良文体广电局误认为这些石刻是武献哲墓前遗物，并将武献哲墓列为县级重点文物保护单位。据武之望十二世孙武也夫讲，这个墓群东西排列了七八座墓冢，武献哲的墓是西头第一个，墓前仅有一石碑，且其墓早在民国时已被盗掘。早年我曾在武屯镇槐树村小学旁的泾惠渠上一水泥桥侧见过一块"圣旨碑"，碑文系万历二十一年（1593）九月九日，武之望任江都知县时，万历皇帝敕赠武之望父母的一道圣旨，原立于武屯街南武之望父母坟前。2006年6月间，我再去查找这块石碑时，已无踪迹。直到2007年12月18日，我终于在阎良区北屯街道办东来村一村民家中找到了这块石碑。故再次详细研读碑文，联系到前面明代某皇帝给武寅的圣旨碑，这两块圣旨碑过去都在武之望父母坟前，那么前面提到的武寅极有可能就是武之望的父亲。这些圣旨碑说明，随着武之望的升迁，其父母也多次受到皇帝的加封。第三处在武屯街南二里许的武家庄北，这里是清代中期武之望族人的一处墓地，因墓地原有一倒着尚未雕刻完工的石马，故人称"倒马坟"，这处墓群是不是武之望后裔的坟墓，待考。该墓群在"文革"中被挖掘，出土的墓志铭及石碑起初存于武屯镇武家庄的仓库，被铺地用了。姜亚洲曾详看过乾隆三十五年（1770）侯铨知县刘成钧为广东梧州府怀集县知县武懋仁（1702—1768）所写的碑文。2008年6月，我到武家庄走访时，仅发现武之望族人武玉贵收藏的清代武宜庵墓志盖，上书"皇清处士宜庵武公墓志铭"11个篆字，其余墓志均已散佚。

3. 栎阳桥

栎阳桥，在今阎良城区南6公里的清河上，因在临潼县栎阳东门外，故又称东阳桥。康熙年间《临潼县志·建制志·桥梁》记载："东阳桥，在栎阳之东一里，武总制之望之所建也。"

早在武之望建桥一百多年前的明正德年间（1506～1522），杜居士曾建栎阳桥（见嘉靖《陕西通志》）。后因清河水涨，桥圮。武之望幼时在栎阳读书，那时从广阳屯去栎阳镇有一条由东北斜向西南的大道（这条大道一直沿用到新中国成立初期），每次往来40余里，到了栎阳镇东门外的清河，又要来回摆渡，十分不便，他便暗下决心，长大之后一定要在这里修桥，造福家乡。天启七年（1627），武之望在家休养期间，在栎阳镇东门外的清河上修建了栎阳石桥。桥长30米，高8米，桥面宽7.5米，为青石所砌，共存两个桥洞。栎阳桥建成后，方便了当地的交通，促进了商贸的发展。同时它也一直是临潼渭北的交通咽喉，军事意义十分重要，历代在此多有战事。乾隆二十年（1756）、民国二十二年（1933），古桥曾两次重修。

2001年栎阳桥被列为西安市重点文物保护单位。2005年9月,阎良区政府在市文物局的支持下,对古桥进行了整修,更换了两侧的栏杆,修饰了桥身,古桥又重放异彩。武之望修桥之事,在清乾隆年间临潼县知县赵麟趾的《重修栎阳桥碑记》有所记载。碑文如下:"临潼栎阳镇地处要冲,清峪之流,环绕如带,蜿蜒而南,达于渭川。东门外距镇里许,砌石为桥名曰东阳桥,使东西阻隔为平地。所以通往来利便行旅者,盖百有余年于兹矣。经洴潦之所冲,溢横流之所击,桥体巅塌实矣。望之断开处,兹生者无不惕然沉怨,惧历此桥者,亦皆骤然而动心。本镇居民、乡约、善士捐资修桥,三月余,庆告峻矣。从此车辚辚,商旅晓行,而诳则马鸣啸啸,行人载笑而载言。将欲昭示斯桥重修之程历也云尔。是为记。"

此事在民国二十三年六月五日之《重修栎阳桥碑记》亦有所考证。其碑文如下:"栎阳镇秦汉都焉。西通陇西,东达河东,洴关西名区,渭北重镇也。清河丰匝,一带绕城,纵横南北,其天所以限东西也。大地之上水七陆三,欲行善不为功。前明甘陕总制武之望,乡先贤,目击及此,慨然引为己任,砌石修栎阳桥。其桥伟岸,高逾六丈,宽并五轨,石栏矗竖,砥道雄坚,为池阳、丰河中叶桥稍胜,似复旧观。顾癸酉季夏间,山洪暴发,河伯肆虐,桥体崩塌,冲毁无余。登城俯瞩,俨若泽国,诚民国来,未有之惨劫。斯桥之被推塌,乡民商家苦之。同人等生长斯邦,心焉伤之。然初感独力支厦之艰,继与众绅议修桥事,幸吾陕之善士,乐于赞助,不日集洋仟玖百余元。足征我邦人士公德善心。遂谋胝营,过境商旅享之恩惠。从此,载驰载驱,行旅颂往来之便。载笑载言,行者勉励揭修桥善士之德矣也。工难内颠,行似贞珉,用彰仁者之芳名,期与清流共永。"

4. 广阳镇新市碑

广阳镇新市碑原在武屯街,今已佚。万历二十年(1595),武之望在吏部任职时,临潼县令马民牧在之望的家乡广阳屯设立了广阳镇,从而结束了武之望故里久无市值贸易的历史。受家乡人民之请，武之望欣然撰写了《广阳镇新市碑记》以记其事，文中指出了设置集市进行商品交易的重要性，同时还谈到他的忧虑，担心有了集市，就有了见利忘义的市井之人，"智者思以欺愚，强者思以凌弱，众者思以暴寡。坏人心而方礼义，皆市之为地面是多耶！"武之望告诫人们："见利则思义，习便则思祸。"历史记载有其碑文，碑文如下："广阳故无市。有之，自万历乙未始也。镇界在清、沮两河之间。而河四面环绕如带，中数十里之地，民居萃止，称奥区焉。而苦无市值贸易，即一丝麻布缕之属，辄赴河外诸镇。迟或不及与五都之观，早则为暴客御之于途。迨夏秋水溢，凌阳侯而求济者，往往载胥而及溺。是河内数十里之不可无市，而河内数十里之民之无日不思为市甚殷也。而广阳为两河中地，四方辐辏实便焉。乃相率请之于邑侯马公。公是其请，为授牒立课，视他镇矣。则又相率诣余求纪其事。余怅然曰：诸君便斯市邪，是吾所以忧也。

夫市者，利薮也。而利者众人之所趋也。勿论菑之生蘖，专之府怨，即熙熙攘攘者其终宁有极邪？子趋利或不顾其父，弟趋利或不顾其兄。而驵侩之徒，私拢断而求瞻其欲者，宁复顾他人之肥瘠哉？故世目无行之民，必曰市井。夫市井之人，可贱以竞利也。在昔陶朱计，虽云乘时射利，然斟酌于低昂之间，伸缩于取与之际。故能睹万货之情而持其赢非。如今之人，谲诈秘诡，攫金于市人之手也。杨子曰：'一哄之市，不胜异意焉'。意异则巧伪百出，闪烁万状。智者思以欺愚；强者思以凌弱；众者思以暴寡。坏人心而亏礼义，皆市之为也而足多耶！故自吾乡有市而吾尤虞其祸人心也，诸勉之。见利则思义，习便则思祸。俾四方之人不以市井无行概目斯镇，即余不佞亦与有荣焉。是用勒之石，以垂戒于未来。"

5. 重修后土庙碑

阎良后土庙，俗称娘娘庙，位于阎良区振兴街道办坡底村东北的荆山半塬，是祭祀中华民族始祖后土女娲氏的一座道教庙宇，为山西万荣县后土庙之行祠。古庙背荆面渭，左有军事要隘断塬和汉太上皇刘煓的万年陵，西有唐代皇家道观龙游宫和唐高祖李渊的献陵，被世人视为一块祥瑞宝地。荆山后土庙始建年代不详，坡底村在元代为棘店镇所在地，后土庙当不会晚于元代。初庙小，庙左有后土灵湫，有求辄应。明正统十三年（1448），关中大旱，西安知府黄公于此祈雨应验，遂上奏朝廷，英宗皇帝敕修后土庙。明万历四十八年（1620）当地信士捐资将原来的三间正殿扩建为五间，并在殿前新建五间前殿，又于前殿之前两侧分别建造了子孙殿和西岳殿各三间，树立碑石以记重修之事，邑人武之望为之篆额，遗憾的是碑额在"文革"中散佚，但碑身仍立于后土庙旧址，碑文中"赐进士出身、南京太常寺卿、前北京吏部文选司主事、邑人武之望篆额"文字清晰可辨。崇祯六年（1633），众信士集资重修正殿。清康熙元年（1662），当地信士又捐资重修献殿，告竣后，请武之望的长子武献哲撰写了《重修后土献殿碑记》。清同治元年（1862），后土庙毁于兵燹。光绪年间，当地信士于故地重起三间正殿，虽难复旧观，但每年农历三月十八庙会时，四方商贾方集，八方信士群众接踵而至，求神许愿，交易商品，场面甚为宏大，为当地一大盛事。1957年，后土庙被拆除，唯留后土塑像于残垣下。"文革"中后土塑像及残垣被毁坏无余。2004年当地信士捐资重修后土庙，2006年重立万历四十八年的"重修后土庙碑"于故址，于每年农历三月十八和重阳节开展两次集中祭祀活动。目前，荆山后土庙已成为当地群众追念中华民族始祖女娲氏，传承后土文化的一处重要场所。

（四）从政经历

武之望自幼习儒，后中进士，官至陕西三边总督。他为官刚正不阿，办事干练，堪称一代廉吏；为学博闻强识，著述颇丰，被誉为关中鸿儒。康熙本《临潼县志·武之望传》对其政绩进行了概括性记载，全文如下：

"武之望，字叔卿，号阳纡。从学于荆川先生之门，得姚江正派。万历戊子省试第一人，遂成进士。宰霍丘、江都，皆有能名。擢吏部，寻主文选直，忤当路，有山涛之风焉。改兵曹。归里闭门讲学，远近争师事之。后备兵海盖，调永平，台头营呼饷噪城下，金议藉府别贮之，望持不可，万一他营效尤，即又何以应。自临城，以温言慰散。荐历诸卿，晋大中丞、巡抚登莱。劾总兵毛文龙之骄，即有登抚可裁一疏，迁兵部尚书，以少司马总督陕西三边军务。士卒缺饷，谋作乱如台头营，乃廉治其魁，一军肃然。未几卒于官。生平正色，立朝不为朋党，遇事独断，曾不依违两可；至居乡则恂恂，未尝以才能势位加人也。所著有《扣缶编》《举业卮言》《鸡肋编》《吐质编》《医帜》《疹科》《济阴纲目》行于世。今祀乡贤祠。"

相传武之望的远祖是山西人，后迁居陕西白水县的器休堡（今白水县西固乡器休村）。约在明永乐年间（1403～1424），武之望家族中的武进春、武进孝兄弟二人又携家小迁居临潼渭北的广阳屯，即今阎良区武屯镇广阳村。村东曾是秦汉栎阳城的所在地，因商鞅在此变法而闻名遐迩。北周时广阳县县治就设在这里，可谓是一方灵秀之地。武进春、武进孝兄弟有子六人，遂将后裔分为六门，武之望系三门后裔，系迁广阳七世孙。明嘉靖三十九年（1560），一代鸿儒武之望就出生在这里，后来他为这块古老的土地带来了无上荣光。

武之望出生在一个耕读之家，其父武寅为临潼县生员。他自幼习儒，在临潼栎阳镇求学。及长，读书于家并兼涉医书。到万历十二年（1584）已能读医书。其族叔武带川为当地名医，素精医术，武之望常求教于他，受其影响和教诲较大。

武之望少时聪颖，他还是诸生时，临潼县令张蒲就对他十分器重，曾说："是子必第，第必先。"后来果然被其言中。张蒲去任后，武之望还应当地人民之请，撰写了《临潼邑侯凤麓张公生祠碑记》以纪念。

　　万历十六年（1588），武之望乡试解元（举人第一名），次年中进士，为三甲138名。任职于安徽西部的霍丘县（今安徽霍邱）。武之望十分重视教育事业，他在霍丘任上，曾修建训导衙舍（见《霍丘县志》）。他公私分明，"非公事不至公堂"。1591年又调任江苏省中部、长江北岸的江都县（今江苏扬州），为江都令。据康熙本《江都县志·名臣传》云："之望长身玉立，丰采映人，政和教肃，士民安之。事上官，恭不阿，直不为抗；乡大夫刺敕门者必露封而后进，一时请托顿绝。"江都县本为稻谷之乡，但由于水利连年失修，以致农业不振。当时扬州知府吴秀议复王塘，武之望认为这是利民的大好事，遂大力支持。他们一起请来懂水利的人，与当地农民一同实地勘查，并绘制图纸，造好预算。但行文上报到南直隶衙门，要求拨款时，上级却以工程浩大，暂时不宜动工兴建为由推托。此事虽然垂成而败，但从中可见之望奉公为民的高贵品质。

　　万历二十二年（1594），武之望因政绩卓著，被擢升到吏部，任考功主事。他"生平正色，立朝不为朋党，遇事独断，曾不依违两可"。据云"选直"，从不营私舞弊，"有山涛之风焉"，故而遭到奸佞之辈的排挤，"忤当路"，于万历二十八年（1600）被倪私惠接任，而改兵曹。

　　武之望刚而不阿，却遭到排挤陷害。面对突如其来的打击和官场的黑暗斗争，使他无心奔波于仕途，遂愤然归里。"里寓之顷，恒闭门扫轨，却迹城市，日拥书万卷，以课勖子弟从游之士，而更嗜医术。"（《刻济阴纲目引》）乾隆《临潼县志》说他"闭门讲学，远近师事之"。讲学之余他潜心研究医学，《济阳纲目》五卷本中所存医案多例，从中可窥见一斑。

　　万历三十七年（1609）武之望复任南京兵部车驾司主事，同年任兵部员外。次年任郎中。万历三十九年（1611），任辽东右参议，奉敕整饬海盖（即海州和盖州，在辽东半岛）兵备。万历四十一年（1613），任山东按察司副使，整饬兖西道兵备，仍管永平（府治在今河北卢龙）道。在任期间，初刊医学著作《济阴纲目》。万历四十三年（1615）六月辛卯，武之望升为南京通政司右参议。

万历四十六年（1618）十二月辛末，武之望升为太仆寺少卿。月余后，又转为太常寺少卿。三月，奉敕整饬海盖（即海州和盖州，在辽东半岛）、永平（府治在今河北卢龙）兵备，后又出任山东按察司副使、吏部文选司主事、南京太常寺少卿、太常寺卿等职。

永平兵备道的职责，在明万历二十七年《永平府志》卷之四《职官志》中是这样记述的："永平等处一带地方，切邻边境，当专设兵备官，分路经理庶几事……管理燕河营、石门寨二路。监督副、参等官，驻扎永平府。分管该府所属卢龙、迁安、抚宁、昌黎、滦州、乐亭；永平、卢龙、抚宁、东胜左、山海、兴州右屯卫。专一抚处夷情，听理词讼，修葺城池，操练人马。"他在永平任军职时，军中缺粮，有一营士兵在城下吵嚷闹事，众官皆主张借州府所贮，以平息骚乱。但武之望认为不可，他说："州府所贮不多，若只给一营而不给他营，将会引起更大骚乱。"于是他便亲临城上劝慰，让其暂先散去图后解决，使之未酿成事变。

天启四年三月，武之望以右副都御史衔出任登莱巡抚，驻山东莱州（今山东蓬莱），掌控登州及东江诸岛的明军。这里原是明代民族英雄戚继光训练水师的地方，天启元年为了加强海防，明政府设登莱巡抚，武之望是第三任巡抚。登莱巡抚的一项重要任务就是训练水师，伺机从海上出击辽东半岛的后金政权。武之望上任时，辽东半岛的旅顺还在明军手里。1625年，努尔哈赤迁都沈阳，改沈阳为盛京。为了牵制后金入关，保住明政府在辽东的据点旅顺，1625年三月，武之望派部将张攀守旅顺。同年五月，后金集结六千兵力攻陷旅顺，毁城而归。他在任期间，旅顺发生灾荒，遂输米救灾。

武之望少长民间，洞知民间疾苦。他在巡抚任上，仍不失爱民的本色，曾建议朝廷减轻苛税。天启五年（1625）十一月丁未奏疏曰："给发海外兵饷，因言各有司谆谆以办运之艰为言，总以米价、脚价陪补甚多，小民疲瘠，苦累不堪。今年勉强支持，来岁定难为例。臣方允之，而户部题覆之疏又坐明年买远矣。查先年登莱虽有海运之责原免，新加之饷是以力役代粟米也。今已加派，折色而又责之，买运本色一时并征，民何以堪？！"此疏后果怎样，无从可知，但一个封建官吏能做到为民请命，也是难能可贵的。这与那些鱼肉人民的赃官形成了鲜明的对照。

武之望任登莱巡抚时，与部下毛文龙不和。按朝制镇守东江（又称皮岛，在鸭绿江口）的毛文龙原本应由登莱巡抚节制。但毛文龙自持开镇东江有功，孤军海外，只有机宜，而无朝廷纲纪，屡次与登抚等文臣对抗。如武之望在《奏毛文龙事疏》中述"毛帅在鲜五年先与旧抚镇不和，继与臣等不和，今又与鲜君臣不和。岂诸臣皆历世妖孽，而独毛帅为和鸾鸣凤。"而毛文龙认为登莱巡抚没有发给他们足够的粮饷，多次上疏诋毁武之望。武之望不甘，便弹劾毛文龙跋扈横行，虚报战功。二者的矛盾日趋尖锐，明廷不得不出面调解。1625年十二月，武之望上奏朝廷说，各边擒获的俘虏，极少有押献到京城的，除了少数的几个大头目外，多数就地正法。唯有毛文龙"一解再解，以至踵解不已"，沿途保护、看管，耗费不少，要求不要再押解俘虏，上疏通知就可以了。（《熹宗实录》）天启五年十二月，毛文龙奏报："朝鲜逆党李适、韩明琏等起兵昌城，直趋王京，被臣擒获。余孽韩润、郑梅等窜入建州，有左议府尹义立约为内应，期今冬大举犯朝鲜。臣已咨国王防守，暂移铁山之众就云从岛柴薪。"针对毛文龙这一奏报，巡抚武之望却上奏说："毛帅自五月以来，营室于须弥，所谓云从岛是也。今十月，又徙兵民商贾以实之，而铁山之地空矣。故朝鲜各道疑其有逼处之嫌，甚至布兵以防御之。今镇臣所称李适等之叛，尹义立之内应，臣等微闻之，而未敢遽信焉。信之则益重鲜人之疑，不信则恐贻后来之患。"（《熹宗实录》）认为是毛文龙逼迫朝鲜民众前往云从岛，以扩大自己的势力。二者间矛盾的加深，势必影响到抗金的军事行动。兵部于是就将此事上报明熹宗说："以海上言之，牵制敌国者，朝鲜也；联属朝鲜者，毛镇也；驾驭毛镇者，登抚也。今抚臣与镇臣不和，以至镇臣与属国不和，大不利。"（《熹宗实录》）明熹宗遂饬谕他们以国事为重，同心协力抗击后金。明熹宗一味迁就毛文龙，为后来袁崇焕杀毛文龙埋下了隐患。

天启五年十二月乙未，明廷鉴于"武之望与镇臣毛文龙形迹既已稍分，精神终难强合"，遂迁武之望为南京吏部右侍郎，旋即由升任兵部添设左侍郎，任命李嵩为登莱巡抚。在此期间，之望仍坚持其本色，数次弹劾毛文龙之骄。

天启六年（1626）八月丙寅，武之望因疾乞休，得到明熹宗的应允。

崇祯元年（1628）五月己巳，武之望病假已满，迁为南京刑部左侍郎，仍管右侍郎事。六月庚戌，因其"谙练边事，猷略过人"，出任都察院右都御史兼兵部侍郎，代史永安总督陕西三边（陕西、甘肃、宁夏）军务。陕西三边总督，全衔为"总督陕西三边军务"，明弘治十年（1497）置，以后或置或罢，嘉靖四年（1525）始定置，初称提督军务，后改称总制，十五年（1536）始称总督。三边总督号称"天下第一军门"，故这里群众至今仍尊称武之望为武军门。总督府在宁夏固原，十分气派。据清刘献廷《广阳杂记》载，总督府的照壁上精雕细琢了一头麒麟，三头孔雀，九头豹子，隐然是指一总督、三巡抚、九总兵。三巡抚是延绥、甘肃、宁夏巡抚，也就是所谓的三边。据明熹宗元年刻本《武备志·镇戍·固原镇》云："固原镇，原额军官一十二万六千九百一十九员名，见额九万四百一十二员名。原额马、骡、牛三万二千二百五十匹头只，见额三万三千八百四十二匹头只。"足见其地位之显赫。之望出任三边总督时，时值陕北连年大旱，朝廷出于对后金作战，加重了农民的赋税，农民流离失所，边塞士卒缺饷，各府时有小规模的农民起义发生。当时军中有图谋作乱者，武之望"乃廉治其魁，一军肃然"。这年十二月，固原发生兵变，参加兵变的士卒劫走了固原州库的财物，接着转攻泾阳、富平、三原，官军游击李英也被俘。武之望将此事上报了崇祯皇帝。崇祯二年正月，武之望的手下陕西巡抚胡廷宴、延绥巡抚岳和声向朝廷报告："洛川、淳化、三水、略阳、清水、澄县、韩城、宜君、中部、石泉、宜川、绥德、葭州、耀、静宁、潼关、阳平关、金锁关等处，流赋恣掠。"（《国榷》卷九十）面对各地的农民起义，曾有官员建议朝廷安抚义军，救济灾民，但明政府这时已是国库空虚，无能为力。这一切，使年愈六旬且素来体恤民疾的武之望感到万分困苦，以致忧郁病倒。崇祯二年（1629）三月戊寅，武之望在宁夏固原三边总督府病逝，终年69岁。他死后，归葬故里，被尊为乡贤。

武之望生活在我国明代后期，当时政治黑暗，朝纲不振，武之望在极其复杂的环境中度过了自己的一生。他先后两度出仕，宦海沉浮20余年，最终以其正直、清廉的形象印刻在了世人的心中。

三、从医经历

（一）从医过程

武之望"幼治儒经，长嗜岐黄"（《济阳纲目·自序》），儒经而外，兼涉医书。当地名医，其族叔武带川是他在医学方面的启蒙老师。至20岁左右，武之望已能看懂医书，留意医学。《济阴纲目·卷二·传尸劳》附武之望按云："岁万历甲申，余一嫂二十余，患虚劳日久……余时亦能稍阅医书。"

万历三十一年（1603）武之望称病回乡，这是他由儒而医的一次重大转折。在长达六年的平民生活中，钻研医学，诊疗疾病，讲学授徒，成了他免职生活的主要内容。武之望正式行医，可能是先从救治自己夫人的难产开始的。据《济阴纲目·产后门上·论产后寒热变证》记载："余庚子年改官南驾部，内人于十二月中产难，经一宿始取下，危困殆甚。越数日，忽洞泻清水，顷刻数十行，点水入口即下，而口鼻气皆冷。余时从外夜归，仓皇无药，偶挟有止痢神效参香散，抄一匕，以米饮调下，顷刻即止。次日，以参、芪、姜、桂温补大剂服之，数日始平。"明末战乱频繁，疫气时有流行，加上故里缺医少药的现状，给武之望从医提供了实践的条件和机遇。万历三十四年（1606）春，疫气流行，武之望故里的儿童因为麻疹而死亡者十居八九。连武之望刚满两岁的孙子，也患了麻疹，"举家惶惧涕泣，以为且不救"。武之望参考管舜所撰《保赤全书》有关治法，按方投剂，应手而瘥。家乡周围的人听到武之望治好自己孙子麻疹的消息，接踵求治，十天之内他就治好了近百例麻疹病儿，而且没有一例发生意外。这一次比较大的医疗实践活动，使武之望亲自体会到医药疗效的神奇功能，也坚定了他钻研医学，誓为良医的决心。

自此之后，武之望的医学活动已不限于被贬官或休假期间，即便是戎马倥偬的任上，也从未放弃医疗实践和著书立说。万历四十八年（1620），《济阴纲目》告成；天启五年（1625），在山东登莱巡抚任上，修订并刊行了《疹科类编》；直到临去世前3年，即天启六年（1626），又在"七历寒暑"之后编成《济阳纲目》108卷，并刻梓印行。

武之望在出仕之后的40余年间，把大部分时间和精力献给了弘扬医药学术的事业。前人云："不为良相，便为良医。"而武之望更嗜医术，和药济人，著书传世，集良医良相于一身，诚为医学史上所罕见者。

（二）诊疾轶闻

在武之望的家乡，至今还有许多有关武之望为民众诊疗疾病的逸闻趣事。《临潼县民间文学集成》收有当地交口乡贺定一先生口述，张廷柱整理的两则有关武之望医病的故事，其医术之高明从中可见一斑。

1. 移搭手

据说，有个人叫刘诚，长年在兰州做生意。有一年回家过年，因武之望曾多次为其母看过病，便上门拜望答谢武之望。顺便让武之望为其做个检查。武之望诊视后说道："你的身体眼下虽然很好，但七八月间要害搭手病。"搭手就是背部生疮，就部位而言，患者自己把手从肩膀上伸过去稍能够到的地方，这疮叫上搭手，伸手从胸前移得到的地方叫下搭手。俗话说："上搭不算搭，下搭见肝花。"刘诚听了半信半疑，心里十分惊慌。由于他还要去兰州经商，不可能待在家里等害病，便将自己的想法告诉武之望。武之望告诫：搭手是一定要出的，我给你把疮移到小腿上。兰州有不少名医，如果有人要给你当一般疮治，千万不要让治。谁要是认定是搭手，一定也会治好的。不妨事，你放心去吧！刘诚就请武之望给他施灸，作了"移疮手术"，便到兰州去了。

到了七月底，刘诚小腿上果然生了一个疮，请了多少名医，都说是一般疮，他便不敢叫治。时间一长，疮面继续扩大，不时地还流脓水，一走动裤子磨得很疼，他只好将裤腿挽起来，把疮露在外边。有一天，有一个人到他的店前避雨，穿得破烂，显得十分寒酸，刘诚招呼那人到房内。那人见刘诚腿上的脓疮惊呼道："掌柜的，你的腿上怎么出了个搭手？"刘诚故意说："腿上怎么会出搭手呢？"那人说："没错，确是搭手，这是有名高医给你移到腿上来的。"一语道破，刘诚忙问有无医治的办法。那人说："有，世上有啥样的病，地上就要长啥药，一物降一物嘛！"从此这个人就住在刘诚家，给刘诚看病，内服外用，不到半个月就痊愈了。给刘诚医病的这个人姓张，是临潼新丰人。原本想在兰州行医，不料人地两生，难以糊口，连返乡的盘缠也没了。他从刘诚的口中得知是武之望给其移的搭手，对武之望的医术钦佩不已，在刘诚的资助下返乡拜访武之望去了。

2. 饿病治方

传说有母子二人，母亲姓杨，儿子叫郭继宗，原是孤儿寡母，家境并不富裕。继宗的舅父在兰州经营一个药材铺，杨氏便将儿子送去当了相公娃。有一次一位名医到了店里，见到继宗，便对其舅父说："你这外甥气色不正，两月之后，要得一种不治之症，你快打发他回家去吧，迟了恐怕连他妈也见不上了。"他舅父听了，给郭继宗准备了盘缠，让他迅即返乡，去找武之望医病，或许还有一点希望。

郭继宗回到家中，向母亲说明原由。母亲抱头痛哭，只好求武之望给其检查一下。武之望疹视之后，说的和兰州那位名医字字相投。杨母恳求武之望医救小儿性命。武之望说："世上没有不能治的病，关键看治的迟早和得不得法，你娃这病，你自己是最好的医生。"杨氏给说懵了。武之望说："只要你狠狠心，从今天起，按娃吃饭的定量每天减粮一两，三天后再减一两，直至减到一两时，你再看他身上有没有红斑点，我再用药给他调治，包管能好。"杨氏谨遵武之望的嘱咐，逐日给儿子减少口粮，一个半月后，郭继宗竟饿得骨瘦如柴了。等到口粮减到一两时，继宗已昏迷不省人事了。杨氏把儿子全身检查了一遍，果真在其背部发现了扁豆大的红疙瘩，忙去告诉武之望，武之望早已为继宗备好了两服药，一服外敷，一服内服。并让杨氏逐日恢复郭继宗的饮食。杨氏回家后，如法调理，三个月后，郭继宗又成了一个精壮的小伙子。

第二年过年，郭继宗又去兰州舅父那学生意，舅父高兴地摆了一桌酒席，同时还请了那位名医，那人得知武之望用饿方治好了郭继宗的病，深感天外有天，人上有人，自愧不如，竟从千里外的兰州到武之望家登门求教。

武之望

著作简介

一、《济阴纲目》

《济阴纲目》，共计 5 卷，初刊于武之望备兵永平时，后经修订，于万历四十八年（1620）正式梓行。此书是一部影响较大的中医妇产科专著。卷一为调经门、经闭门、崩漏门、赤白带下门，凡四纲二十九目；卷二为虚劳门、血风门、积块门、浮肿门、前阴诸疾门，凡五纲三十四目；卷三为求子门、胎前门，凡两纲四十八目；卷四为临产门、产后门上，凡两纲二十八目；卷五为产后门下、乳病门，凡两纲三十八目。全书载方 1746 首，分 13 门论述了月经病、带下病、胎前产后病以及妇产科杂病的辨证与治疗。《济阴纲目》引录资料丰富，有论有方、实用性强，1665 年汪淇笺释万历永平初刊本后，流传渐广，被认为是中医妇产科的代表著作之一。

《济阴纲目》的历代刻本有 40 余种之多，据《中国医籍通考》所载，从 1620 至 1958 年 300 余年间，仅现存的版本就达 37 种。也就是说，平均不到十年，便被重新刊行一次。仅清雍正六年（1728）一年之间，就有金闾书业堂、天德堂、贵文堂、上洋江左书林、善成堂、紫文阁等七种刻本先后行世，足见其流传之广和受欢迎的程度之深。

对于《济阴纲目》的版本问题，长期以来，学术界普遍认为，明代《济阴纲目》为五卷本，自万历四十八年（1620）初刊，次年（1621）重刻。此后，便未再印行。清康熙四年（1665），汪淇将五卷本析为十四卷本，笺释后盛行于世，成为目前的通行本。既然认为 1621 年的五卷本《济阴纲目》，系 1620 年《济阴纲目》的重刊本，也就是这两个五卷本的内容是一样的。但天启元年（1621）武之望故里重刻《济阴纲目》时，王�所作的《刻〈济阴纲目〉引》云："而先生备兵永平时，应彼中乡绅请，先梓成是集，盖旁涉之一斑也。"他还说："其与永平刻无甚异同，而方论则增补

加详，盖日久搜罗，庶几靡所遗漏矣。"这说明，早在 1620 年之前，武之
望在永平时已将《济阴纲目》初刊问世，1620 年的五卷本是在《济阴纲目》
初刊本的基础上修订而成的。王棨与武之望也"世缔姻好，窃师事之"，他
的记述不会有误。从王棨的引言中可知，修订本比初刊更为详细，且更为
完善。

那么初刊本是何时印梓的呢？王棨在引言中说是备兵永平时所印。武
之望在万历四十八年（1620）三月所作的《刻济阴纲目序》落款中，自署
"万历四十八年岁次庚申三月之吉，赐进士第中顺大夫南京太常寺少卿，前
奉敕整饬海盖永平等处兵备，山东按察司副使吏部文造司主事骊下武之望
叔卿甫书"。这说明武之望兵备永平在万历四十八年（1620）三月之前。据
姜亚洲《武之望生平和著作》所云："万历四十六年（1618）十二月辛末，
武之望升为太仆寺少卿，月余后又转为太常寺少卿。三月，奉敕整饬海盖、
永平（府治在河北卢龙）兵备，并任山东按察司副使，吏部文选司主事等
职。"如是说，则《济阴纲目》初刊于 1619 年。目前关于武之望备兵永平
的具体年代虽有争议，但武之望二次出仕在 1617 年左右，故《济阴纲目》
的初刊应在 1617 ～ 1620 年之间。

二、《济阳纲目》

《济阳纲目》，共计 108 卷，150 余万字，是一部主要论述内外科杂证
的综合性医著，成书于明天启六年（1626）十二月。武之望在《济阴纲目》
成书之后，复感"阴阳一理，济阴有书，济阳何可无书"，于是便"汇集众
编，别异比类，总以议论特出，独具卓识者择而录之……分门别类，或采
其论证，而论必悉证之原；或摘其治方，而方必尽治之变"，从而编成又一
部以治疗内外科杂证为主要内容的大型医学专著。仿前《济阴纲目》之例，

本之《内经》以主其纲，晰之名家以定其目，取其纲举目张之义，故命名曰《济阳纲目》。

《济阳纲目》中，囊括了内、外、五官等诸科病证和急救、养生等内容。全书援引明代及明代以前历代著述 113 家，医籍上万卷，载方 7300 余首，保存了许多今已罕见的医药学术资料。张楠在《注梓济阳纲目序》评价此书"因证发论，既于寒热虚实本末深浅之致，克悉其情；因论选方，复于温凉补泻缓急轻重之宜，亦尽其变，集医方之大成。论赅而精，方备而确，较《济阴》一书，证异功同，洵可宝也"。《济阳纲目》在养生学、老年病学、预防医学、性医学等方面的记述，均有独到之处，为同时代其他医书所不及。

《济阳纲目》之编历时七载，至明天启六年（1626）始成，成书后即行刊刻。但原刻版不幸毁于兵燹，原刻本今亦无存。姚时春《续刻济阳纲目序》中记述其事云："《济阴纲目》广为流行，而《济阳纲目》未之获睹。先诚斋脆叔亦业轩岐，酷爱各家医书，常言叔卿先生二书告成后，原版一存家祠，一存居第。明季烽燧频惊，居第就毁，而祠宇幸全，故彼存而此失也。"至清道光甲申年（1824），陕西泾阳人张楠（字荫斋）于仲痒周文辉及刘公家得到《济阳纲目》抄本，"意欲付诸剞劂，以广其传，但编帙甚富，兼抄本鱼鲁过多，文义亦复错误难读"，遂"不揣谫陋，汇辑诸书，校而正之，间亦采古人成说注而释之"之后，又请其族叔张文溪予以校正，终使"文无遗漏，字无舛讹，简赅精当，经纬分明"。遂筹资付梓。惜梓仅半而张荫斋故，其子张秋芬、张尔炽辈屡欲续刻，均因卷帙浩繁，力绵不果。至道光十五年（1835），泾阳人姚时春（字宜之）从张荫斋三弟张海航处得到张荫斋先生旧藏《济阳纲目》抄本。如姚时春在《续刻济阳纲目序》中所云："见其分门类，叙先后，证论脉法，井井有条，学者开卷既易于寻方，病者揣脉无难于对证。而荫斋公又集百家之精华，汇诸书之奥旨，附以己说。诸论之中，细注释焉；各方之下，复引证焉。真所谓济阳之宝筏，纲举而目张也，安可听其湮没而不传哉。"姚时春遂出资续刻，但事未竟而姚氏亦故去。直至咸丰四年甲寅（1854），姚时春之子姚恩（锡三）秉其父遗命，再次出资续刻，由张海航督办，张尔炽校注，两年后终得以梓成印行，时在清咸丰六年（1856）。

三、《疹科类编》

《疹科类编》，分上、下两卷，是一部以论述痘疹证治为主的儿科医学专著。书成于明万历四十五年（1617），首次刊行时名《疹科枢要》，天启五年（1625）修订后再次梓行。据该书自序云："今岁丁巳，旱魃为灾，骄阳煽虐，而儿疹复大作矣。为症虽不甚厉而时有患，若彻为疗之，寻即脱然无事。呜乎！是书乌可不家习而户晓也。更检得疹家方论数种，手自铨录，论以管氏为主，而稍参之以别书，间足之以己意，爰分发热、见形、收后三大纲，以便寻检。至方则概取诸家之对症者，而略补其所未悉，分为二十四类，名曰《疹科类编》。"序中所提到的管氏，即管舜，明代医家，金陵（今江苏南京）人，辑有《保赤全书》二卷，刊于万历十三年（1585）。该书上卷为痘证诊治，下卷为女人出痘、麻疹证治及痘诊治疗方剂。武之望所据，当以麻疹证治部分为主。从武之望自序中可以看出，《疹科类编》是鉴于当时麻疹毒疫多次流行的情况，以《保赤全书》疹论部分为蓝本，参考诸家有关方论，结合自身经验编纂而成的儿科疹病专书。

《疹科类编》全文2万余字，全书分"论""方"两大部分。"论"相当于全书的正文部分，分为总论、发热、见形、出痘、收后五节，分别论述了麻疹的病因病机及各期的辨证治疗原则。"方"相当于该书的附方部分。全书共收载有关治方148首（其中姜连汤、干姜桔梗汤、解毒化滞方三方为董汉杰所增补），分为24类。

《疹科类编》文字精练、内容丰富，论疹科辨证义详而明，述疹科治疗方备而确，申兼症证治法赅而精。其所论及附方，不仅适用于麻疹一证的辨证治疗，同样适用于多种儿科杂病的诊治，因而至今仍具有一定的实用及研究价值。

明代的《疹科枢要》和《疹科类编》版本至今尚未发现。《疹科类编》的传世，要归功于清代董汉杰。董汉杰在其为《疹科类编》所作的序言中说："《疹科类编》乃临潼武叔卿先生所著也。自此书一出，人隋珠，家卞璧。"董氏早年尊其父命尝研读此书，颇解大意。辛酉岁（1681），董汉杰家乡疹疫流行，按其方法治疗数百人，"辄随手而愈"。癸酉岁（1693），董汉杰到京城，适遇痘疫流行，又如法治疗，使数百人得愈。为广其法，广爱后人，董汉杰遂在河南新蔡任上予以刊行，使其流传后世。

四、其他著作

（一）《医帜》

据乾隆《临潼县志》云，武之望有《医帜》一书问世，今佚。有学者认为《医帜》一书并不存在。但据天启元年（1621），武之望的亲戚王楫所作的《重刻〈济阴纲目〉引》所云："（之望）又著有《医帜》，尚秘不示人。"可见，《医帜》一书是真实存在的，且在1621年之前著作就已完成。

（二）《举业卮言》

《举业卮言》，顾名思义是一部备考科举的专著。该书成于万历二十七年（1599），共两卷，吉林大学图书馆有藏。另外还有两种版本存世，一种是明绣谷周氏万卷楼刻本《新刻官板举业卮言》5卷，北京师范大学图书馆、南京大学图书馆、杭州大学图书馆有藏；一种是清道光十五年朝邑刘氏刊本《举业卮言》两卷，台湾大学有藏。

（三）万历本《临潼县志》

在武之望之前明嘉靖年间，临潼县训导樊玠（河南睢阳人），曾修成一卷《临潼县志》。武之望在辞官归里期间，披览旧志，叹其不详，遂查阅典籍，广搜博采，于万历三十六年（1608）编纂成《临潼县志》4卷。祖籍临潼任村里（今阎良区武屯镇）的李三才、临潼知县王联芳，为其书作了序言，给予了高度评价。武之望撰修的《临潼县志》，为现存最早的一部《临潼县志》，仅存2～4卷，北京国家图书馆有藏。卷二主要记述人物，包括16个分类，即：职官、御史、县丞、主簿、典史、教谕、训导、选举、岁员、例监、褒赐、恩荫、吏员、才贤、孝节、仙流。卷三载有吟咏骊山、温泉、华清宫等246首诗作；卷四继卷三载诗一百首，并辑录箴、铭、文等多篇。

（四）游骊山诗作

1991年《临潼县志》中，收有武之望游骊山的4首诗作。某年夏天武之望同好友渭南名人南师仲及襄阳布衣王廷诏游览骊山。三人均留下了吟骊山的佳作。武之望在游历骊山的温泉、虎斑石、石瓮寺等胜景后，写下了《游温泉》、《登骊山观虎斑石》（二首）、《同南太史王山人游石瓮寺》共4首诗。他以诗言志，在《登骊山观虎斑石》中写道："豺狼时正剧，樵野未应闲。"表达了他对奸佞当道的无比愤慨，希望正直的人们起来与之斗争。

登骊山观虎斑石（二首）

（一）

苍翠郁嵯峨，石根带薜萝。

龙蛇巢树杪，虎豹宿山阿。

夕阳穿林迥，芳菲铺地多。

巉岩迷去路，隔巘听樵歌。

（二）

诘曲盘溪路，石迹象虎斑。

锦文明万木，此气压千山。

陷雾疑藏豹，埋云似踞关。

豺狼时正剧，樵野未应闲。

游温泉

翠辇当年驻九龙，鱼凫犹对旧芙蓉。

苔深七圣祠前砌，月冷朝元阁上峰。

无复催花传羯鼓，空余流水乱歌中。

豪华一谢都为梦，遮莫青山暗几重。

同南太史王山人游石瓮寺

梵王宫畔瀑寒流，石瓮天然贮碧湫。

过岭白云封玉峡，擎天老树暗飞楼。

脱空剩有前人塑，汲水牵生异代愁。

往事荒凉成感慨，漫得樽酒共淹留。

武之望

学术思想

一、学术渊源

（一）荟萃百家，折衷取舍

武之望出身于官宦之家，自幼受"修身、齐家、治国"的思想影响，潜心儒家之学，具有深厚的文字功底。同时，他在医学方面曾受业于其族叔、当地名医武带川。武之望于万历十七年中进士，历任霍邱、江都知县，后迁至吏部，又曾任太仆寺少卿直至南京吏部右侍郎等多种官职。其丰厚的文化素养，从其为官经历亦可以体现出来。在政务之余，武之望深入探讨医学知识，学验俱丰。"儒之门户分于宋，医之门户分于金元"（《四库全书总目提要·字部·医家类》），医学流派于金元有很大发展，如刘河间之主火，张子和之主攻，朱丹溪之主滋阴，及李东垣之重脾胃，河间、易水、温热、伤寒等学派基本形成于此期。明代医学承受金元余绪，大体有养体（如戴原礼、徐用诚等）、攻下（如吴有性）、温补（如薛己、张介宾等）、折衷（如倪维德、王肯堂等）等流派，而武之望的学术思想大体属于折衷。

武之望一生遍览群书，博学多闻，认为历代医家著述汗牛充栋，不免存偏执之弊，如守一家之传难免挂漏，阅诸氏之说又苦浩繁，且良莠并存，研读诚难。其曰："余尝遍观群书，粤自《灵》《素》以来，名哲代作，著述日繁，汉有七家，唐得六十四，宋益以一百九十有七，其余可传者，共五百九十六部，一万有九十二卷，而吾熙朝之彦，续有万余卷，汗牛充栋，诚难枚举，然简册浩繁，虽有见地之真，不乏偏执之弊，学者望洋而叹，安认指归也。"或"择理不精，折衷鲜据，故累千万言而不觉其详也"。（《济阳纲目·序》）为此，刻意在编纂有关资料时，鉴别各家得失，慎重取舍，做到既荟萃百家之精华，又折衷至当，不"泥古方以疗今疾"，同时参以自己的临床经验，编写《济阴纲目》《济阳纲目》《疹科类编》等医学著作。

武之望在《济阴纲目》自序中曰："妇女杂病，率与男子同。唯经血胎产诸证，自为一类。而其中派分枝析，变亦不可胜穷矣。概观诸书，虽证各有论，而论不悉病之情；治各有方，而方不尽治之变。以故治妇人者，往往操一二方以疗众病。一不应而技遂穷，斯法不备之过也。古方《产宝》《大全》而外，近唯薛新甫推广敷衍，颇补前人所未备。而医案一书并列杂病于其中，即其著论立书，与疗男子，岂有殊焉？嗣见同年王宇泰氏所辑《女科准绳》，旁搜博采，古今悉备。然一切杂病，亦复循薛氏例而概收之，难无骈枝赘疣之病。且分条不整，序次无伦。非耳目所素习者，卒观之而莫得其要也。"鉴于当时流传较广的妇产科文献仍然存在着诸如条理不清、查阅不便，或者治法方药不甚完备等诸多不足之处，故武之望"于公事之暇，手为搜集。除去诸杂证，而专以妇人所独者，汇为一书"，使得《济阴纲目》这部妇产科专著"证各有论，其与寒热虚实及标本浅深之致，颇悉其情；而治各有方，其与温凉补泻及缓急轻重之宜，亦尽其变"。这样一来，"庶览者不难，因论识病，因病取方。一展卷而犁然指掌，即庸工下医，亦可随手而取效也"。《济阴纲目》在编写体例上，较之以前的方书更加完备，门分类别，证各有论，治各有方，真正做到了纲举目张，极易查阅。

《济阳纲目》具有医学全书的形式，共100余万字，其108卷，分别论述了中风、中寒、中暑、感冒、瘟疫、内伤等84种内科疾病，以及破伤风、折伤、面目舌鼻等24种外科、五官科疾病的病因病机、诊断、治疗及方药。每病多以《内经》有关论述为纲，以张长沙、刘河间、李东垣、朱丹溪等各家经验为目。该书援引明以前历代著述113家，医籍上万卷，载方7300余首，搜罗宏富，分类精当，保存了许多今已罕见的医药学术资料。在广泛收集资料的基础上，武之望也不是简单堆砌，而是采用了"先论后方，别异比类"的方法，把一些"特出独具卓识者，择而录之"。如对中风一证，先引用《内经》"风者，百病之长也，至其变化，乃为他病也，无常方，然致有风气也"，以及关于五风之诊等论述，以"论中风形状之异"；次纳张仲景《金匮要略》"风之为病，当半身不遂。经络空虚，贼邪不泄，或左或右，邪气反缓，正气即急，正气引邪，喎僻不遂。邪在于络，肌肤不仁；在经即重不胜；邪入腑，则不识人；入脏则难言，口吐涎"之论；并楼英、张洁古、李东垣、薛立斋诸家议论中肯者，以"论风在腑在脏在经浅深之异"，并引《证治准绳》"阴中，颜青脸白，痰厥喘塞，昏乱眩晕，喎斜不遂，或手足厥冷不知人，多汗；阳中，脸赤如醉怒，牙关紧急，上视，强直掉眩"之说，以"论中风要分阴阳"。又引叶文龄"风之中人，虽曰五脏六腑俱受，然惟肺肝二经居多"，以论中风发病脏腑居多之经。引《医学发明》"此中风者，非外来风邪，乃本气病也"等说，以"论风非外来乃本气病"。此外，武之望还精心引用李东垣、严用和、戴复庵、刘河间、朱丹溪、张子和等历代名医之高论，阐述了中风先调气、治风先顺气和血、风本于热、东南多属湿痰、治风用汗吐下三法、治风分内外补泻、治风分前后缓急、治风须药灸取效、中风不当与痿证同治、风有真中、兼中似中、类中风诸证、劳伤似中风、内因似中风、湿病似中风、中气似风、中食似风、中恶似风、卒中暴厥等有关中风病机辨证等问题的学术观点。对中风的主要证候，如痰涎壅盛、口噤、口眼喎斜、失音不语、半身不遂、四肢瘫痪、小便不利、遗尿、能食多食少食等，以及脉法、诊断等，也引证诸家之说一一论述。武之望还特别摘引了薛立斋、李东垣等医家有关论述，专题讨论了有关预防中风的问题。如"凡人初觉大指次指麻木不仁，或不用者，三年内必有中风之疾也"。言"预防之理，当养气血、节饮食、戒七情、远帷幕可也"。在今天看来，这些思想完全符合中风的临床实际，实属难能可贵。

《疹科类编》是一部以论述疹症证治为主的儿科医学专著。书成于明万历四十五年（1617），首次刊行时名《疹科枢要》，天启五年（1625）修定后再次梓行。据该书自序云："今岁丁巳，旱魃为灾，骄阳煽虐，而儿疹复大作矣。为症虽不甚厉而时有患，若彻为疗之，寻即脱然无事。呜乎！是书乌可不家习而户晓也。更检得疹家方论数种，手自铨录，论以管氏为主，而稍参之以别书，间足之以己意，爰分发热、见形、收后三大纲，以便寻检。至方则概取诸家之对症者，而略补其所未悉，分为二十四类，名曰《疹科类编》。"序中所提到的管氏，即管舜，明代医家，金陵（今江苏南京）人，辑有《保赤全书》二卷，刊于万历十三年（1585）。该书上卷为痘证诊治，下卷为女人出痘、麻疹证治及痘诊治疗方剂。武之望所据，当以麻疹证治部分为主。从武之望自序中可以看出，《疹科类编》是鉴于当时麻疹毒疫多次流行的情况，以《保赤全书》疹论部分为蓝本，折衷诸家有关方论，结合自身经验编纂而成的一部儿科疹症专书。

（二）参考《准绳》，自成体系

明代是中国历史上阶级矛盾相对缓和的时代，社会经济有了一定程度的恢复和发展，自然科学包括医学在内，取得了相当的成就，涌现出一大批在中医文献整理研究方面的大家。如李时珍之《本草纲目》、王肯堂之《证治准绳》，被誉为明代医药两大杰作。其中，武之望的代表著作《济阴纲目》，受明代王肯堂《女科证治准绳》影响颇大。1986年版《中医大辞典·医史文献分册》，就认定《济阴纲目》"是在《女科证治准绳》一书的基础上，加以整理改编而成"。据考，此说的依据，出自《四库全书总目提要》。该书《济阴纲目·子部·医家类》存目中有云："《济阴纲目》十四卷，国朝武之望撰，汪淇笺释……是书所分门目，与《证治准绳》之女科相同，文亦全相因袭。非别有发明，盖即王肯堂书加以评释圈点，以便检阅耳。"此说使《济阴纲目》蒙尘达数百年之久。然而事实是，武之望在编写《济阴纲目》之时，虽曾参阅其"同年"王肯堂所辑《女科准绳》，但确系有所发明，自成体系。

武之望在自序中谈到他编撰《济阴纲目》的缘起及宗旨时说："嗣见同年王宇泰氏所辑之《女科证治准绳》，广收博采，古今悉备。然一切杂病，亦复循薛氏例而概收之，不无骈枝赘疣之病。且分条不整，次序无伦，非耳目所素习者，卒观之而莫得其要也。"可见武之望对王肯堂的《女科证治准绳》并不满意。武之望在自序中又云："余究心兹术，亦既有年，兹于公事之暇，手为搜集，汰去诸杂证，而专以妇人所独者汇为一书。又门分类别，而纲之下，各系以目，名曰《济阴纲目》。"这是强调武之望编辑《济阴纲目》之设想已久，编撰宗旨与王肯堂完全不同。如其曰："盖证各有论，共寒热虚实及标本浅深之致，颇悉其情；而治各有方，其于温凉补泻与缓急轻重之宜，亦尽其变。庶览者不难因论识病，因病取方，一展卷而犁然指掌，即庸工下医，亦可随手而取效也。"这是说明《济阴纲目》的编撰特色。《济阴纲目》是一部宗旨鲜明，纲目清楚，颇具特色的中医妇产科学专著，其中虽然借鉴了《女科准绳》部分内容，但无论是其编次、内容，乃至编撰方法，与《女科证治准绳》都有着相当大的区别。

首先在类目设置上明显不同。王肯堂《女科证治准绳》原有 5 个一级类目，即治法通论、调经门、杂证门、胎前门、产后门。武之望《济阴纲目》则将一级类目增至 13 个，即调经门、经闭门、血崩门、赤白带下门、虚劳门、积聚癥瘕门、求子门、浮肿门、前阴诸疾门、胎前门、临产门、产后门、乳病门。其中，删去了《女科证治准绳》的治法通论和杂证门，而将治法通论中的内容分别编入各门之中。在新增设的一级类目中，大部分是从《女科证治准绳》原来的二级类目改来。如经闭、血崩、赤白带下三门，原属《女科证治准绳》调经门中的 3 个病证；虚劳、积聚癥瘕、浮肿、前阴诸疾，则原属《女科证治准绳》之杂证门。临产门的内容，《女科证治准绳》归在胎前门中，乳病门则采自《女科证治准绳》产后门乳少、妬乳等条，并从王肯堂《疡医证治准绳》中移来乳痈、乳岩等条编成。在二级类目的安排上，《济阴纲目》与《女科证治准绳》大致相同，只是在有些地方增补了一些条目，如前述乳病门乳痈、乳岩条，胎前门中外感风寒条（移自《伤寒证治准绳》）等即是。《济阴纲目》的类目设置意欲突出女科特点。如《女科证治准绳》杂证门中，有许多病证并非妇科病，如中风、咳嗽、泻利等，归入内科杂证比较合适，《济阴纲目》则将其删去，便显得全书更具女科特色。《女科证治准绳》原有一级类目仅 5 个，每门所包括的病证多达五六十个，显得庞杂混乱，不便检阅；《济阴纲目》的一、二级类目设置比较合理，条分缕析，纲目分明，便于寻读，特别是前阴诸疾、临产、乳病诸门的增设更显得卓有见地。

在全书的内容编排上，《济阴纲目》亦做了较大的变更。《济阴纲目》于每一门各证中，先将有关医论予以选萃汇编，并分类冠以小标题，再将主治方药汇编在一起。这种编纂方法，较之《女科证治准绳》分门列证，每一病证后一家一家的分解医论和方药更为明晰，且便于检索。文献出处是古代医家编写医书时常常忽略的问题，因此给后人学习研究带来的麻烦不少。王肯堂、李时珍等虽已注意到这一问题，但在征引文献出处的标记方面仍不够规范。如《女科证治准绳》将引自刘完素的《素问病机气宜保命集》称之为"保曰"，将朱丹溪的有关引文称之为"丹曰"。而武之望在处理上述文献出处时则作"保命集曰""丹溪曰"，显然比前者明确、规范。

《济阴纲目》的医论部分，较之《女科证治准绳》也有很大增加。其增补的文献出处主要有两个方面：一是从《女科证治准绳》原引文献出处增引了许多内容，如《校注妇人大全良方》、金元四大家的医著，以及其他前代重要妇产科著作等。除此之外，《济阴纲目》还增补了一些前代和当时重要医著中的内容，如骆龙吉的《内经拾遗方论》，王子亨的《全生指迷方》，李梴的《医学入门》，王纶的《明医杂著》，以及李时珍的《本草纲目》，方隅的《医林绳墨》等。另外，有些新增设的条目中，医论、方药实引自王肯堂《证治准绳》疡医、伤寒、杂病各分册，如乳病门中的乳痈、乳岩，以及产后门中的外感风寒、发痉等。总之，《济阴纲目》医论中所引文献较之《女科证治准绳》增加了许多，各文献出处亦较《女科证治准绳》清楚明白，各证医论前的小标题也有提纲挈领的作用。

《济阴纲目》中的方药，亦较王书增加了许多，所增方药大多来自前述新引医论诸书中。如《本草纲目》《医林绳墨》《明医杂著》《医学入门》《全生指迷方》《内经拾遗方论》《寿世保元》《万病回春》《万密斋女科》等。其他则出自王肯堂《证治准绳》疡医、杂病、伤寒分册。另外，《济阴纲目》还将《女科证治准绳》医论、医案中所提到的方剂单独列出，补充方药。初步统计，《济阴纲目》中，并非选自《女科准绳》的方剂，约占其总方剂数的 64.8%。

武之望对诸家学术观点的研究，征引规范，剪裁得体，在荟萃诸家精华的同时，其本人的学术观点自现其中。武之望编著《济阴纲目》，是对明末以前中医妇产科学文献进行整理、编次、升华而成，具有临床实用特色。武之望编著《济阴纲目》付出了创造性的劳动，堪称是中医妇产科学领域整理研究的重大成果。

总之，武之望医学学术思想的形成是由多方面的因素促成的。探讨其具体学术渊源，因相关史料的阙如，总是难以切中肯綮，尤其是在事隔四百多年后的今天。故只能从武之望所处的社会历史背景，周围环境，以及他自身的境遇和著作自序所述，间接地加以分析和推测。

二、学术特色

（一）病证同辨，纲举目张

　　武之望整理研究中医文献的起点很高，设计周密，规模宏大。用他自己的话来说，这是因为他的编纂宗旨是要做到："证各有论，其寒热虚实及标本浅深之致，颇悉其情；而治各有方，其于温凉补泻及缓急轻重之宜，亦尽其变。""庶览者不难因证识病，因病取方，一展卷而犁然指掌，即庸工下医，亦可随手而取效也。"（《济阴纲目·自序》）为了达到条理清晰，便于指导临床的目的，武之望采取以病为纲，以证为目，纲举目张的编排方法。综观武之望最具代表性的三部著作，一幅中国传统医学大百科全书的轮廓就清晰地展现在我们面前。

　　武之望三部著作所涉及的科属：内科、外科、妇产科、儿科、男性病科、老年病科、肛肠科、皮肤科、眼科、耳鼻咽喉口腔科等。各科所涉及的主要病证：

　　内科：中风、中暑、中湿、感冒、伤风、瘟疫、大头瘟、瘴疠、内伤、饮食、脾胃（呃逆、噫气、吐酸、嘈杂、恶心、呕吐、吐利、霍乱、关格、泄泻滞痢）、疟疾、痰饮、火热、燥证、郁证、咳嗽、肺痿、肺痈、喘急、哮吼、三消、五疸、噎膈翻胃、痞满、水肿、鼓胀、诸虫、蛊毒、厥证、痉证、痫证、癫狂、邪祟、沉寒痼冷、青筋、发热、恶寒、虚烦、不眠、怔忡惊悸、健忘、自汗盗汗、吐血呕血、衄血、咯血嗽血、咯血、唾血、溺血、便血、虚损、劳瘵、传尸劳、头痛、眩晕、心痛、腹痛、胁痛、腰痛、脚气、痛风、身重嗜卧、痿证、痹证、麻木、淋、小通不通、小便失禁、大便燥结等。

　　外科：破伤风、折伤、金刃伤、杖打伤、汤火伤、虫兽伤、前阴诸疾等。

　　妇产科：月经病：经候先期、经候过期、经水过多、经水涩少、月水不利、月水不断、过期不止、经病疼痛、经病发热、寒热往来、热入血室、经闭、崩漏。带下病、癥瘕病、不孕症。胎前病：恶阻、胎动不安、胎漏下血、子烦、子满、子肿、妊娠腰痛以及伤食、中恶、伤寒、中风、风痉、子暗、子嗽、泄泻、痢疾、大小便不通、子淋、半产、胎萎、过期不产、鬼胎等。临产病：难产、交骨不开、胎死腹中。产后病：胞衣不下、血晕、恶露不下、血露不绝、血崩不止以及产后心痛、腹痛、胁胀痛、腰痛、头痛、遍身疼痛、外感风寒、中风、发痉、瘛疭、拘挛、不语、妄言、谵语、癫狂、惊悸、恍惚、虚烦、发渴、自汗、发热、往来寒热、疟疾、蓐劳、虚羸、痞闷、腹胀、浮肿、积聚、霍乱、呕吐、呃逆、咳嗽、喘急、鼻衄、泄泻、痢疾、大小便不通、遗屎、大便秘涩、淋秘、小便数、小便不禁、小便出血、大便出血、产肠不收、产门不闭肿痛、乳汁不行、乳汁自出、吹乳痛肿、妒乳。妇科杂病：乳岩、乳悬、疝癖、阴户肿痛、阴痒出血、阴户生疮、阴挺下脱、阴痔等。

　　儿科：麻疹、痘疹、斑疹、发热、咳嗽、汗血、出血、便血、吐痢、烦躁谵语狂乱、喘咳声哑、失血、不食、作搐、痫毒、休息痢、腹痛、遍身发痒、二便不利、走马牙疳等。

　　男性病科：种子、遗精、赤白浊、女色阴证。

　　老年病科：延年、养老（老人痰火壅盛、脾胃虚弱、血气虚弱、风燥二便秘结）。

　　肛肠科：痔漏、脱肛、悬痈。

　　皮肤科：体气、面病、须发病、疠风、瘢疹风痒。

　　眼科：目暴赤肿痛、目久赤肿痛、目昏暗不明、目外障、目内障、近视、雀目、斜视、目泪不止、怕日羞明、蟹睛突起、倒睫拳毛、胬肉攀睛、瞳仁倒侧、目外伤、眯目飞丝尘垢。

耳鼻咽喉口腔科：耳病：风热耳聋、痰火耳聋、气闭耳聋、气虚耳聋、肾虚耳聋、卒暴耳聋、耳鸣、耳肿痛、聤耳。鼻病：鼻塞、鼻渊、鼻衄、鼻痔、鼻疮、酒渣鼻。咽喉病：喉痹、缠喉风、咽嗌痛、喉疮乳娥、喉喑、咽中如梗、诸物梗喉。口腔病：口见五味、口疮、口糜、口臭、口干、唇病、舌病、牙齿疼痛、齿摇龈露、牙齿腐臭、牙缝出血、虫蛀、牙疳等。

从上述纲目可以看出，武之望的医学著作，实际上是对明代及明代以前整个中医学术经验的全面总结，而且其系统性强，把汗牛充栋的历代典籍中最切应用的部分整理得有条不紊、纲举目张，称之为中国明代传统医学百科全书，殊不为过。武之望为达到"纲举目张"的目的，重视辨病论治，强调病证同辨，重视疾病的病因诊断、鉴别诊断、预防、愈后调理等。

在内科杂病诊治中，集中体现了武之望重视辨病论治的思想。如武之望基于亲身体会对"虫证"病因病机提出了自己的观点，虽然有其历史局限性，但也反映了他重视辨病的观点。如其在《济阴纲目·卷二·论尸劳》中，写了一段比较长的按语，通过亲人病案阐述自己对"虫证"的认识。其曰："男妇诸病多有兼虫者，而妇人尤多，虚劳尤甚，由以传尸一证为然也。夫人身血肉津液虽与水木之类同，水久贮未有不生虫者，木将朽未有不生蠹者。人之五脏六腑，总是血液之汇通，水谷之灌注，或郁积不散，或腐败不出，而又为热气所熏蒸，则必变生诸虫，此理势之自然也。"此文应用取类比象的方法，试图解释虫证的病因病机。又说："纵观古人治虫诸法，往往奇中而神验。往岁万历甲申，余一嫂年二十余，患虚劳日久，势已不救。余时稍能阅医术，见方书中载有劳虫一证，心疑之，而族叔带川公素精医术，私与计之曰：倘有尸虫，即病不可疗，亦须绝其根本。乃相与制天灵盖散，于五更时密投之，比天明下涎秽数升，其中小虫无数。始信古人虫证之不诬也。后丙午冬，长子妇病虚劳泄泻，势已笃危，诸医莫能疗，而三原来星海以精医名，而使次儿往请之，时渠初荐乡书，以冗不至，止附药数十丸，比服之则下虫一条，长尺许，遍身紫色。病虽不起，亦大异矣。此见久劳之症必有虫也。"从嫂子及儿媳妇患"虚劳"过程中有泻下"虫"等情况，指出"有虫"是虚劳的常见病机之一，虫证为妇人虚劳的常见类型。武之望又云："大抵妇人虚劳多生于经脉不调，故败血凝滞，尤易生虫。用药之际，须细查脉理，详观面色。如面上颜色不一，或如蟹爪纹，或如红丝者，必系有虫。若不先去其虫，则补养气血之药只为诸虫增长养之资饵。"指出虫证的临床特点及"先去其虫"的治疗原则。最后曰："然杂病之虫率生于脾胃不和，饮食郁积所化，起用药则锡灰、槟榔、苦楝根、芜荑、雷丸之类是也；劳瘵虫多生于肝肾损伤，精血腐败所化，其用药则天盖灵、麝香、阿魏、雄黄、轻粉之类是也。盖物各有所嗜，亦各有所畏，投之以所嗜则益蕃，投之以所畏则立死。凡五谷草木水浆所生之虫，无不皆然，不可不知也。"进一步提出虫有不同类型，应采用针对性治疗。通过这段按语可知其重视探求疾病内在病因特点，并采用针对性治法的辨病论治思想。

武之望在内科杂症治疗方面，也比较重视辨病论治，强调未病先防、愈后调理等。如在《济阳纲目·卷一·中风·论预防中风》中，提出预防中风的多个方面。在平素预防方面指出："预防之理，当养气血，节饮食，戒七情，远帏幕可也。"又曰："风痰惟形盛气衰，恃壮无忌者多得之，以素不能谨于性情、酒色、劳佚之际也。调养之法，亦惟致谨于七情、房室、起居而已矣。务静以胜其躁，勿性躁以速毙也。勿用药杂乱以致郁，勿针灸过当以益虚，勿妄投热药以济火，勿过用凉药以坏胃。"在中风先兆辨识及预防药物方面提出："凡人初觉大指次指麻木不仁或不用者，三年内必有中风之疾也，宜先服愈风汤、天麻丸各一料。此治未病之法也。""凡觉手足麻木，肌肉蠕动，如有虫行，心神愦乱，宜乌药顺气散。如眉棱骨痛者，风之兆也，宜古防风汤加芩、连。预防之法，御风丹、五参散、史国公浸酒方、单豨莶丸。"在预防瘟疫方面，在《济阳纲目·卷七·瘟疫·治瘟疫方》中提出，可用老君神明散（白术、桔梗、细辛、附子、乌头，上五味为粗末）缝绢袋佩戴来预防；若已患疫疠者，可温酒送服上药方寸匕，覆取汗，得吐则瘥；另可用圣散子平旦辄煮一釜，不问老幼良贱，各服一大盏，即则时气不入。在愈后调理方面，如《济阳纲目·卷三十三·三消》治消渴愈后诸病，用忍冬丸治消渴既愈之后，预防发痈疽之患，药用忍冬草不拘多少，根茎花叶皆可用，置瓶罐内，用无灰好酒浸，以糠火煨一宿，取出晒干，入甘草少许，研为细末，以所浸酒打面糊为丸，如桐子大，每服一百丸，温酒米饮任下。另外，如五豆汤也可治疗消渴之后成疮痍者，药用黑豆、黄豆、绿豆、青豆、赤小豆、干葛、甘草、贯众等。武之望在《济阳纲目·卷三十六·噎膈翻胃》专门提出，在呕吐翻胃愈后可服用养血助胃丸，药用白术、白芍、当归、川芎、山药、莲肉、熟地黄、白茯苓、扁豆、人参、甘草；指出此方具有"养元气，健脾胃，生血脉，调荣卫，清郁气，收功保后"的作用。

　　在妇科疾病诊治方面，如《内经》中提出"白淫"一词，但尚未明确论及其概念、病证特点。武之望在《济阴纲目·卷一·赤白带下门·论白浊白淫》曰："谓白物淫如白精之状，不可误作白带。过服热药，又有日夜流津，或清如米泔，或如黏胶者，谓之白崩，与白淫大同。"指出白淫的特点及与白带不同，与白崩类似的见解。另如，"孤浆"这个病名，一般妇科书籍罕见，就是专门从事妇科的中医亦鲜有注意此症者。武之望转引《脉经》曰："妇人怀躯，六月七月，暴下斗余水，其胞必倚而堕，此非对孤浆预下火也。"明确指出此症大都在怀胎六七月之间突然发生。临床证见暴下黄水，或似胶汁，或如豆汁，类似现代医学之"羊水早破"。另如产后小便失禁一病，《济阴纲目·卷五·产后门·下·小便不禁》中曰："妇人产蓐，产理不顺，致伤膀胱，遗尿无时。"此病相当于现代医学之"膀胱（或尿道）阴道瘘"，大多因难产损伤产妇膀胱，导致遗尿无时，淋漓自漏，不能自控。妇女妊娠6～12周左右，表现为厌食，恶心呕吐，恶闻食气，或食入即吐，体倦懈怠，嗜食酸咸等症者，称为恶阻。约半数妊娠期妇女都有上述表现，是妊娠早期的常见现象；轻微反应无须药物治疗，若反应严重，反复呕吐不能自止者，可使孕妇迅速消瘦或诱发他病，甚至影响胎儿的发育，需要及时治疗。武之望《济阴纲目·卷三·胎前门·恶阻》提出："有因饮食失宜，停滞作呕者，当和中消导，不可作恶阻治。"明确指出饮食停滞的妊娠呕吐，不能作为本病的证型，应当鉴别。

在儿科疾病诊治方面，武之望也强调病证结合的观点。明季末年，战乱频仍，麻疹等儿科传染性疾病广泛流行。武之望在为自己的亲属及家乡患儿治病的过程中，对多种儿科疾病的诊治积累了丰富的经验，有了较为深刻的认识和体会。麻疹和天花（痘），均为明清时代儿科的常见危重病证，而当时的方书，大多详痘而略疹，这就给儿科医生正确认识和治疗疹病，造成了一定困难。有鉴于此，武之望引证诸家之说，加以综合概括，结合自己的临床体验，对疹症的病状、病因、病机、辨证、治则、预防等做了简明而详尽的论述。如《疹科类编·论·总论辨疹》曰："疹出如麻成朵，痘出如豆成粒……痘出于五脏，疹出于六腑……痘宜内实，可用补剂；疹忌内实，只宜解散。""既出之后，痘宜补气以生血，疹宜滋阴以治阳。"对麻疹和其他发疹性疾病，如斑疹、瘾疹、盖痘疹等的鉴别，武之望从辨证、治法等方面一一予以分述。麻疹的早期论断，在治疗学上具有重要意义，武之望在《疹科类编·论·发热诸症》中指出："疹发热之初，多似伤寒，惟疹子则咳嗽喷嚏，鼻流清，眼胞肿，其泪汪汪，腮赤，恶心干呕为异耳。细看两耳根下，颈项连耳之间，以及背脊之下至腰间，必有三五红点，此乃疹之报标。""报标"对麻疹早期诊断的意义，早为历代医家所重视。而如此生动细微的描述，非周密观察，反复实践，殊难为之。为了便于临床辨证治疗，武之望将麻疹的整个病程分为发热、见形、收后三期，又按病情轻重顺逆分为轻、重、不治三型，再依各期各型分述其辨证要点。这种分期分型辨证论治的方法，颇便掌握，时至今日，仍为中医儿科所沿用。此外，武之望在《疹科类编·方·预防》中，也用大篇幅提出预防疹症的方法。如可用三豆汤（黑豆、绿豆、赤小豆、甘草）在痘疹将发之际服之，认为有"令多者可少，少者亦可无，或有终身不出者"的功效。又如，可用预防汤（黄连、生犀角^①、牛蒡子、山豆根、密蒙花、苦参、升麻、红花子），在疹未出时服之，认为可使"毒少者可使之不出，毒多者亦能减轻，盖防患于未病之先也"；代天宣化汤（人中黄、黄芩、黄柏、栀子仁、黄连、苦参、连翘、荆芥穗、防风、牛蒡子、山豆根、紫苏叶），可在小儿但觉冬温或时行疫疠之气，尚未出痘疹时服用，可使疮疹之毒轻减，自然易出易收，减少陷伏郁遏留连，同时指出若疹已出，切不可服，恐药性寒而收敛，疹出不畅。

（二）方论结合，临证便用

武之望在对浩如烟海的历代中医文献整理研究过程中，始终把临床实用作为最基本的目标，希望著书能够做到"法赅而精，方备而确，庶观者了如指掌。而卒然有患，可人自为治，家自为医，而无事他求也"。（《疹科类编·自序》）为了达到这一目标，武之望在学习前人经验并品评其得失成败的基础上，把方论结合作为最基本的编纂方法，贯穿于整理研究的始终。

---

① 生犀角：现为禁用品，宜用代用品。

对前代有关文献，根据临床实用的需要，"或采其论，而论必悉证之原；或摘其治方，而方必尽知之变"（《济阳纲目·自序》）。从而做到以病为纲，病各有论，论各有治，治各有方。

如论咳嗽，推崇明·朱橚《袖珍方》之论："肺为五脏之华盖，声音之所从出，皮毛赖之而润泽，肾水由滋而生养，腠理不密，外为风寒暑湿之气所干，皆能令人咳嗽……又有七情之气，伤于五脏六腑，克于肺经，亦能致咳。"认为咳嗽"最忌忧思过度，房室劳伤，否则多成瘵疾"。在治法上，则引用《集略方》等诸家之论，在《济阳纲目·卷二十八·咳嗽·论》中提出："须分新久虚实，若外感风寒，则当发散，参苏、清肺饮之类；火热则清之，湿热则泻之，多痰以顺气为先，下痰次之。"对用药及调养宜忌，武之望也引证有关论述，加以说明："治嗽之要，切不可用乌梅、粟壳酸涩之药；其寒邪未除，亦不可便用补药，须慎调养，忌忧思，戒房室，薄滋味。"以上所论较为合理而实用。

如论郁证，凡引虞抟、朱丹溪、戴思恭、王纶、李东垣及滑伯仁诸家议论之精要者，对郁证的病因病机以及诊治大法进行了简明扼要的阐述。如《济阳纲目·卷二十七·郁证·论》中，引虞抟所曰："郁者，结聚而不得发越也。当升者不得升，当降者不得降，当变化者不得变化也。""或七情之抑郁，或寒热之交侵，故为九气怫郁之候；或雨湿之侵凌，或酒浆之积聚，故为留饮湿郁之疾。"论及其治疗大法，则强调以顺气为先，降火化痰消积。武之望对朱丹溪治郁之经验尤为推崇，在《济阳纲目·卷二十七·郁证·论》引用王纶的论述曰："丹溪先生治病，不出乎气血痰三者，故用药之要有三：气用四君子汤，血用四物汤，痰用二陈汤……久病属郁，立治郁之方，曰越鞠丸。盖气血痰三病，多有兼郁者，或郁久而生病，或病久而生郁，或误药杂乱而成郁。故余每用此三方治病时，以郁法参之，气病兼郁，则以四君子汤加开郁药，血痰病皆然。故四法者，治病用药之大要也。"

《济阴纲目》对妇产科病的辨证选方十分严谨，通过精选通治方、广搜辨证方、酌采单验方等方式，充分体现了其方论结合、注重实用的原则。通治方，原指通用于某一疾病不同证型各个阶段的方剂。如前述郁证，武之望选越鞠丸通治诸郁。越鞠丸出自《丹溪心法》，由苍术、香附、川芎、神曲、炒山栀六味等份为丸而成。方中香附行气解郁，以治气郁；苍术燥湿健脾，以治湿郁；川芎行气活血，以治血郁；神曲消食和胃，以治食郁；山栀清热除烦，以治火郁。此方以行气解郁为主，气行则血行，气机流畅则痰、火、湿、食诸郁自解。故至今被奉为理气剂的代表方。武之望在纷繁多彩的治郁方中，遴选出越鞠丸作为郁证通治方，足见其独具慧眼的学识水平。

辨证论治是中医学的基本特点之一，辨证方，是指同一疾病因证型不同而分别选用的处方。武之望对辨证方的选择和应用尤为注重，如将治疗胁痛的方剂分为六类：治肝实胁痛方，有当归龙荟丸、柴胡泻肝汤、柴胡疏肝散、泻青丸、左金丸、抑青丸六方；治肝虚胁痛方，有加味补中益气汤、丹溪方、小柴胡合四物汤、匀气散、芎葛汤、桂枝散、枳壳煮散、四味枳实散等九方；治气滞胁痛方，有枳芎散、推气散、分气紫苏饮、调中顺气丸、沉香导气散、盐煎散等九方；治食积胁痛方，有香砂平胃散、异香散、神佑丸三方；治痰积胁痛方，有加味二陈汤（即二陈汤加苍术、南星、川芎）、控涎丹二方；治死血胁痛方，有疏肝饮、活血汤、丹溪方、破血散疼汤四方。33首明代以前治疗胁痛的名方，经武之望精心甄别，详加考校，各从其属，各归其类，使学者辨证，无难于选方；医者用方，无难于对证。

（三）重视实证，善举病案

武之望以临床疗效为旨归，重视实证并善于引用病案来说明其理论或者采用方药的正确性，这也是《济阴纲目》《济阳纲目》的特色之一。这种编纂方法，既可以强调所用方剂的有效性、合理性，便于临床选择应用，同时也体现了武之望在面对众说纷纭、莫衷一是的医学问题时，重视通过实证进行取舍的学术思想。

武之望引用病例的形式，有以下两种情况：

正面病例，即举出经用药后疗效确切或者疗效比较明显的病例，以便指导临床应用。如《济阴纲目·卷一·调经门》中论经病疼痛记载："汪石山治一妇人，瘦小，年二十余，经水紫色，或前或后，临行腹痛，恶寒喜热，或时感寒，腹亦作痛，脉皆细濡近滑，两尺重按略洪而滑，此血热也。或谓恶寒如此，何谓为热？曰：热极似寒也。遂用酒煮黄连四两，香附、归身尾各二两，五灵脂一两，为末，粥丸，空腹吞之而愈。"又如，《济阳纲目·卷九十一·淋》曰："加味调胃承气汤，治砂石淋。大黄（五钱）、甘草（三钱）、芒硝（一钱半）、牵牛（头末，二钱）。上作一服，水煎，食前服。张氏小儿年十四岁，病约一年半矣，得之夏秋；发则小便大痛，至握其峻①，跳跃旋转，号呼不已，小便数日不得下，下则成砂石，大便秘涩，肛门脱出一二寸，诸医不能治，求治于戴人。戴人曰：今日治，今日效，时日在辰巳间矣。以调胃承气仅一两，加牵牛头末二钱，汲河水煎之，令作三五度咽之，又服苦末丸如芥子许六十丸，日加晡，上涌下泄，一时齐出，有脓有血，涌泄既觉定，令饮新汲水一大盏，小便已利一二次矣。是夜凡饮新水二三十遍，病去九分，止哭一次，明日困卧如醉，自晨至暮，猛然起走，索食于母，歌笑自得，顿释所苦。继以太白散、八正散等调理一日，大瘥。恐暑天失所养，留五日而归。戴人曰：此下焦结也，不吐不

① 峻（zuī）：男孩的生殖器。

下，则下焦何以开；不令饮水，则小便何以利。大抵源清则流清也。"

反面病例，即举出用药后不但未见明显效果，甚至病情增重或者转为他病的例子。如《济阴纲目·卷一·崩漏门》对崩漏由气虚不能摄血的记载："门人靳生者，其姊年亦过四十，每经行亦延绵二十余日不止，荏苒年余，渐成尪羸，历更数医，率用凉血常法都无寸效。余与当归芍药汤二帖，亦不效……又余族一少妇，亦患漏下不止，每经行亦多至二十余日，初用当归芍药汤二帖亦不效。"举出诸如以上治疗未见显效的病案，其目的在于引起读者思考。又曰："他医更谓血热欲用凉药。余曰：此下血日久，元气下脱也。当归芍药汤虽有黄芪、白术，而无人参、升麻，所以不速效。更用大补芪归汤，以参、芪、升麻等提补之，一剂立止。"从而更加深刻地阐释运用补益脾胃，升阳举脱之法，治疗"下血日久，元气下脱"的医理。类似病案，又如《济阳纲目·卷六十三·便血》载："人参樗皮散，治大肠风虚，饮酒过度，挟热下利脓血，大肠连肛门痛不可忍，多日不瘥。人参、樗白皮（各等份）。上为末，每服三钱，空心温酒或米饮调下。忌一切油腻湿面等毒物。一妇人饮啖过常，蓄毒在脏，大便与脓血杂下，日夜二三十度，大痛连肛门，痛不堪任。医者用止血痢药不效，又用肠风药则益甚。如此半年，气血渐弱，肌肉消瘦。服稍热药，则腹愈痛，血愈下。服稍凉药则泄注，气羸，食愈减。服温平药则病不知减，医术告穷，垂命待尽。或教以服此药三服，脓血皆定，不十服，其疾遂愈。"

武之望在其书中，引用病例的方式也不尽相同。有下面几种不同情况：

在论述医理时引出病案。如《济阴纲目·卷一·调经门》中论往来寒热时谈道："经水适来适断，或有往来寒热者，先服小柴胡汤以去其寒热，后以四物汤和之。薛新甫治一妇人，耳内或耳后项侧作痛，寒热口苦，月经不调，此肝火气滞而血凝，用小柴胡加山栀、川芎、丹皮治之，诸证悉退。"又如，《济阴纲目·卷一·赤白带下门》中，论带下当以壮脾胃升阳气为主时谈道："一媚妇腹胀胁痛，内热晡热，月经不调，肢体酸麻，不时吐痰。或用清气化痰，喉间不利，带下青黄，腹胁膨胀；又用行气之剂，胸膈不利，肢体如麻。此乃郁怒伤损肝脾，朝用归脾汤，以解脾郁生脾气，夕用加味逍遥散，以生肝血清肝火，百余剂而愈。"又曰："妇人久疟兼带，发热口干体倦，用七味白术散加麦门、五味，大剂煎与恣饮。再发稍可，乃用补中益气加茯苓、半夏，十余剂而愈。"

在方药前举一例，引出一方。如《济阴纲目·卷三·胎前门》论脏躁悲伤治疗，言："一妊妇悲哀烦躁，其夫询之，云我无故，但自欲悲耳，用淡竹茹汤为主，佐以八珍汤而安。"其下附有淡竹茹汤的方子。又如，仙酒方："世传南京留守窦文炳。患足拘挛，半身不遂，奉化县尉李能传此方，依合浸酒一斗，饮及二升，能运手足，三升能伸腰背，至四升脱如释负。"此为《济阳纲目·卷一·中风》后附处方。有的在方后举一例，如《济阴纲目·卷一·崩漏门》中治劳伤崩漏，在当归芍药汤的方剂后附有两个病案，如："东垣为一妇人制此方，一服之后，诸证悉去。余族一妇，因劳役下血，每来两旬不止。医者拘血热之说，用四物加芩连，累治不愈。一日血大下，昏迷不醒，急以问余，余用此药一剂，少顷顿醒，过两时血遂止，后常服此药，其疾遂不复作。"

武之望非专业医生，所以其医学著作中主要为"述而不作"，但是武之望非常注重通过自身有限的临证经历总结疗效及医理，这些内容主要反映在一些医案中。其中，武之望亲自治疗而疗效确切的案例，如《济阳纲目·卷十五·吞酸》记载："余里一妇人，患吞酸，疗之经年不愈，一日酸不能忍，其夫漫取橘皮一掬，煎汤与之，立止。余官金陵时，一同僚妇患此，余令服此汤，其酸亦愈。真妙方也。橘皮一物汤，治吞酸诸药不效者，服之立愈。陈皮（一两），上锉，水煎，食后服。"又如，《济阳纲目·卷三十一·喘急》记载："天门冬膏，降火滋阴、清肺补肾之妙剂。余官金陵时，每半夜后，喘促不能眠，累数月不愈，一日制此膏服之，日三四次，一二日顿止。天门冬一味，不拘多少，温水润透，去皮心，于砂锅内熬取汁，其滓用布绞滤，捣烂如泥，再用水熬，如此三次，将汁倾放一处，量入蜂蜜，以甘苦得中为度，再用慢火熬至稀糊样，瓷器收贮。每用一二匙，滚汤点服。"《济阳纲目·卷二十八·咳嗽》记载："治劳嗽虚证及鼻流清涕，耳作蝉鸣，眼见黑花，一切虚证，丈夫妇人皆可服，少年亦不妨。五味子（二两）、鳖甲、地骨皮（各三两），上为末，炼蜜丸如桐子大，每服三五十丸，空心、食前温酒或盐汤任下，妇人醋汤下。"方后指出："此方曲江人家秘方，服之大有功效。"又如《济阳纲目·卷二十八·咳嗽》记载："治嗽久不瘥。贝母（去心，姜制）、陈皮（去白）、半夏、柴胡、干姜（生用）、桂心、五味子（各一两）、黄芩、桑白皮（各半两）、木香、甘草（各二钱半），上为粗末，每服五钱，加杏仁七个去皮尖、生姜七片，水煎，去渣，热服。"方后指出："有姓蒋者，其妻积年嗽，制此方授之，一服瘥。以治诸般嗽，悉愈。"

另外，武之望常通过一些自身病案的描述阐述自己的医学观点。如《济阳纲目·卷七十三·腹痛》记载："加味补中益气汤，治劳倦饮食，损伤元气，或过服寒凉消导之药，致清气下陷，肚腹大痛，此内伤证也。服此汤立止，其效如神。人参、黄芪（蜜炙）、白术、白芍药（酒炒）、甘草（炙）、陈皮、当归（各一钱）升麻、柴胡、砂仁（各五分）。上锉一剂，水煎服。余族叔年六十余，以饮酒积热，常患腹痛，医每用芩、连、大黄之属，暂时取效，然时止时作，数年不愈。一日复大痛，医复用前药，遂连痛四十余日不止，因致身重不起，目闭不开，肌热如火，昼夜不眠，而胸中结块如石，饮食不下。医更用青、枳、曲蘖之属消导之，其痛愈甚。余诊视，见六脉洪大而虚，曰：此成内伤也，用此药一帖，痛止积散，当夜热退安寝矣。次日诸病悉除，惟不能食，更用参苓白术散二帖，遂饮食如常。或问痞积而用升提,何也?曰:此非实积,乃清阳下陷,浊阴上升,寒凉药过多所致虚结耳,升补清阳则浊阴自降,何病不瘳哉。"

(四)突出妇科,总结提高

1. 总结生殖生理

武之望在《济阳纲目·卷六十七·种子》中,引用《求嗣全书》《褚氏遗书》以及李东垣等诸家论述,对受孕怀胎等生殖问题,进行了深入的探讨。认为"凡孕在男女气血冲和",女子多因月经不调、子宫发育不良或有他病而难以怀孕,而"男子阳精微薄,虽遇血海虚静,流而不能直射子宫,多不成胎"。这对在相当长的历史时期内,把有关生育问题的责任完全推给女方的偏见来说,无疑是一个很大的进步。书中还引用《褚氏遗书》说:"合男女必当其年,男虽十六而精通,必三十而娶;女虽十四而天癸至,必二十而嫁。皆欲阴阳完实,然后交而孕,孕而育,育而子坚壮强寿。"这是符合人类生殖生理实际的。在早婚陋习盛行的时代,能大力弘扬这种符合科学规律的思想,实属难能可贵。武之望把人类的生殖问题归纳为调经、养精两个方面。如《济阳纲目·卷六十七·种子》指出:"故种子之法,以调经、养精为首,而用药须审平和。夫妇各相保守旬日之间,使精血俱盛,所待者时也。当月经一来,记其时而标以三十时辰两日半,则积秽荡尽,新血初生,所谓精与血俱会矣,及其即孕。"这种认为男女双方都应对生育问题负责的理论和方法,具有较强的可操作性,在夫妇身心健康与生理功能正常的情况下,是有可能实现的。

同时,对于生育性别与精血的关系,武之望引述了有关先贤的论述加以说明。如引《求嗣全书》曰:"父精之施,有以会百脉之精而为精;母血之受,有以会百血之血以为血……由是精血之交,无两大之理,非精能胜血,则血能胜精,此乾道坤道所由分,而成男成女之所由判,乃嗣续之关键也。"肾藏精,胞脉系于肾,肾气和则任通冲盛,精气溢泻;肝藏血,为

"女子先天"，肝气条达则气顺血和，月事以时下。这些都是孕育功能正常的重要条件。武之望从以精血为代表的整体功能上诠释生殖生理，虽尚未臻精细，却也抓住了问题的肯綮。

2. 提倡优生优育

武之望引用前人文献，提倡优生优育。《济阴纲目·卷三·求子门》中，引《褚氏遗书·求嗣》云："合男女必当其年，男虽十六而精通，必三十而娶，女虽十四而天癸至，必二十而嫁，皆阴阳充实，然后交而孕，孕而育，育而子坚壮强寿。"主张适龄结婚，男女双方发育成熟后婚育，才能使后代身体强壮，与现代医学内分泌学研究结果相吻合，即认为男女虽进入青春期，有生育能力，但生殖功能尚未完善，生殖器官发育尚未成熟，早婚早育易引起胎儿发育障碍。又《济阴纲目·卷三·求子门》云："一曰寡欲，二曰节劳，三曰息怒，四曰戒酒，五曰慎味……肾为精之府，凡男女交接，必扰其肾，肾动则精血随之而流，外虽不泄，精已离宫，未能坚忍者，亦心有真精数点，随阳之痿而溢出……是故贵寡欲，精成于血，不独房室之交，损吾之精，凡日用损血之事，皆当深戒。如日劳于视，则血于视……吾随事而节之，则血得其养，而与日俱积矣，是故贵节劳……酒能动血，人饮酒则面赤手足俱红，是扰其血而奔驰之也，即使一夜大醉，精随薄矣，是故宜戒酒。"详细论述不论男女都应养精血，身体强壮，肾气旺盛，不得做任何有损精血之事，应心情舒畅，性生活有度，过度劳累疲倦、吃刺激性食物、饮酒都对胎儿不利，认识到孕前保健与胎儿的关系，是中医学优生理论的创始。

3. 详述早孕诊断

对早期妊娠以及胎儿性别的测断，是从古到今人们一直渴望解决的问题。早在殷商时代甲骨文中，就有此方面的记载。历代中医妇科著作中，对此都有不同程度的阐发。武之望在《济阴纲目·卷三·胎前门》中，对前人有关论述加以系统归纳，特别是关于脉诊、药物验胎、胎儿性别早期测断的记述尤为详尽。

在脉诊验胎方面，认为早期妊娠的脉象应以滑利而稍数为主。如《济阴纲目·卷三·胎前门》"诊妇人有妊歌"中说："寸微关滑尺带数，流利往来并雀啄，小儿之脉已见形，数月怀耽犹未觉。"又云："小儿日足胎成聚，身热脉乱无所苦，汗出不食吐逆时，精神结备其中住，滑疾不散胎三月，但疾不散五月母。"这里不仅把脉诊和其他有关妊娠的征象结合在一起加以测断，而且能凭脉象对胎孕时间加以判定。关于胎孕的正常与否，又有"弦紧牢强滑者安，沉细而微归泉路"等经验。

在药物验胎方面，武之望选载了下列方剂：

神方验胎散：妇人两三个月月经不行，疑其两身（怀孕），或疑闭经，心烦，寒热恍惚，此药可验：川芎一两，全当归七钱，共为细末，用艾叶汤或好酒调服二分之一，待4～6小时左右，觉脐腹频频动者，为怀孕；若脐腹不动，即是闭经，当血行经通，若不通，可煎红花汤调服下余二分之一即通。

验胎方：用于经脉不行，已三月者。单味川芎为细末，浓煎艾叶汤，空腹调服二钱。服后若觉腹内微动，为怀孕，否则为经滞。

艾醋汤：用于月经过期或月数未足而难明是否怀孕者。用好醋微火煎艾叶，服半盏。服后若腹中翻、大痛为怀孕。

探胎散：妇人胎气有无，以此方探之，有胎则吐。方用皂角去皮、炙甘草各一钱，黄连五分，共为细末，用温酒一次调服。此方虽已列入验胎方类，但武之望对其功用尚有存疑，故在皂角后注云："皂角探胎，未有不吐，但恐胃弱之妇，即无胎亦不免于吐耳。"（《济阴纲目·卷三·胎前门·验胎》）

在胎儿性别的早期测断方面，《脉经》等中医古籍早已有关于此方面经验的记载。《济阴纲目·卷三·胎前门·候胎法》征引诸家之说云:"妇人妊娠四月,欲知男女法,左疾为男,右疾为女。"又《济阳纲目·卷六十七·种子》中有以《易经》理论预测胎儿性别者,言:"将欲审定男女,先以父生年一爻在上,母生年一爻在下,后以受胎之月居中,果遇乾、坎、艮、震则为男,巽、离、坤、兑则为女……"胎儿性别预测的问题,涉及人口增殖水平、男女比例平衡,以及社会发展进步诸多方面,非特殊情况不宜提倡。至于用《易经》之理论加以推演,则又事涉虚妄,难以为凭。

4. 重视妊娠调理

武之望重视妊娠期调理,在这方面积累有丰富经验。如主张妊娠之后要"内远七情,外薄五味",谨节饮食,慎合阴阳,不轻易服药,必须用药时,也要注意用药禁忌。如《济阴纲目·卷三·胎前门·论胎前调理法》云:"受妊之后,宜令镇静,则血气安和,须内远七情,外薄五味,大冷大热之物,皆在所禁,使雾露风不得投间而入,亦不得交合阴阳,触动欲火,务谨节饮食。"又《济阴纲目·卷三·胎前门·孕妇起居忌》云:"勿乱服药,勿过饮酒,勿妄针灸……勿举重登高涉险……勿多睡卧,时时行步,勿劳力过伤,使肾气不足,生子解颅,脑破不合;衣毋不温,食毋太饱。"

更为可贵的是,《济阴纲目》中大胆地引用北齐徐之才"逐月养胎法"的理论。徐之才,字士茂,丹阳(今江苏镇江)人,精医术,侍北魏、北齐诸帝疾多效,著有《徐王八代效验方》10卷、《徐氏家秘方》2卷,均佚。"逐月养胎法"素为医林所重,孙思邈《备急千金要方》已有载录。武之望将其方、法分别整理摘录,眉目似乎更为清晰,不仅对胎儿发育情况做出了分析,同时又指导孕妇各期应注意哪些问题,进食何种食品及禁忌,使"逐月养胎法"的理法方药能为后人所沿用。如:"妊娠四月,始受水精,以成血脉,食稻粳,宜鱼雁,是谓盛血气,以通耳目而行经络;四月之时，儿六腑顺成，当静形体，和心志，节饮食。"(《济阴纲目·卷三·胎前门·逐月养胎法》)认为妊娠四月胎儿内脏已发育完全，形体已具，开始接受母体的水谷精微以养，孕妇在饮食上应增加营养，进食高蛋白、高热量食物（鱼雁汤、粳米饭），并根据妊娠十月归属经脉不同，立法处方共18方，每月处2方，用药49味，如："妊娠二月，阴阳踞经，有寒多胚不成，有热即萎悴，中风寒有所动摇，心满脐下悬急，腰背强痛，卒有所下，乍寒乍热，服艾叶汤……若曾伤二月胎者，服黄连汤。"(《济阴纲目·卷三·胎前门·逐月养胎法》)其对胎儿宫内发育各时期的特点分析与用药，达到至臻至善的境地，与现代医学理论妊娠期保健的基本原理相一致。

"胎教"是以保障胎儿正常发育为目的的围产期保健措施。胎教之说发端于隋代的《诸病源候论》，南宋陈自明《妇人大全良方》中专列"胎教"一门。武之望汲取诸家之说，强调母体要保持心情舒畅，避免情绪波动，宜"静形体，和心志"，调饮食，多食富含营养食物，不轻易服用药品。同时孕期还应通过诵读诗书、佩戴珠玉等方法来陶冶情性，加强自身品德修养，"外象而内感"，使胎儿在母体中就能得到良好的影响，从而美好聪慧，发育良好。

同时，武之望又提出胎前用药原则，即孕期用药大法。《济阴纲目》博采各家之长，如《便产须知》《脉经》《妇人大全良方》《备急千金要方》《本事方》等，集合以上各家用药大法：一是胎前宜清热养血，使血液归经而不妄行，能养胎，治疗用黄芩、白术、香附之类。黄芩安胎，乃上中二焦药，能降火下行，滋子户之阴；白术益脾以培万物之母；香附利三焦理气养胎。二是孕期嗜食某种食物，按其味之归属何脏，认为是此脏之虚，治疗上该补其脏。如嗜酸物，为肝脏不能养胎而虚也，治当补肝，药用乌梅、吴茱萸、地黄等。三是根据妊娠不同月份孕妇的生理特点而调整用药。

如妊娠八九月，当用顺气之药，须枳壳、紫苏梗助胎入盆。同时也指出如妊娠羸瘦或疾病，脏腑虚损，气血枯竭，不能养胎致胎动不坚固，终不能安者，则可下之。提醒人们不可盲目安胎，安之无益反而有损其身，药用牛膝、瓜蒌、瞿麦、蟹爪、当归、川芎等。

5. 妊娠期异常辨治

武之望对妊娠期异常情况的处理相当重视，《济阴纲目》中收载了关于腹哭钟鸣、胎不长、胎儿过期不产、胎死腹中等异常情况及其处理方法。

腹哭钟鸣：即胎儿在母体中啼哭。此症《经效产宝》中已有记载，但今甚罕见。武之望选用者为《妇人大全良方》熊宗立补遗方："治孕妇腹中儿哭，用川黄连浓煎汁，母常呷之，即止。"

胎不长：一名胎萎。其病因多因孕妇身有宿疾，或因脏腑衰损，气血虚弱所致。武之望选安胎白术散（白术、川芎、吴茱萸、炙甘草）、黄芪汤（黄芪、白术、白茯苓、前胡、人参、川芎、甘草）等，总以益气养血，调补冲任为大法。

胎漏下血：多因外伤或冲任亏虚，肝火血热等所致。武之望所选加减胶艾汤（阿胶、当归、川芎、白芍、炒地榆、艾叶、甘草）、安胎饮（当归、川芎、白芍、熟地黄、阿胶、艾叶、黄芪、甘草、地榆）等，均为疗效确切、精炼实用之方。

胎儿过期不产：凡逾预产期而不产者，武之望选用补血行滞之法，方用四物汤加香附、桃仁、枳壳、缩砂、紫苏各二钱，水煎服。

胎死腹中：用香桂散（藿香五分另研，官桂三钱为末，温童便酒，或葱汤调服），或用平胃散加朴、硝。

防胎自堕，武之望在《济阴纲目·卷三·胎前门·防胎自堕》提出了防胎自堕的方药，如："芎劳补中汤，治怀妊血气虚弱，不能温养，以致数月而堕，名曰半产。阿胶汤，治妊娠数堕胎，小腹绞痛不可忍。千金保胎丸，凡女人受孕，经三月而胎堕者，虽气血不足，乃中冲脉有伤，中冲脉即阳明胃经，供应胎孕，至此时必须节饮食，绝欲戒怒，庶免小产之患，服此可以保全。杜仲丸，治妊娠三两个月，胎动不安，防其欲堕，宜预服之。删繁方，治妊娠怀胎，数落而不结实，或冷或热，百病之源。"

堕胎后调理：夫妊娠日月未足，胎气未全而产者，谓之半产。盖由妊妇冲任气虚，不能滋养于胎，胎气不固，或颠仆闪坠，致气血损动，或因热病温疟之类，皆令半产。

6. 临产处理

《济阴纲目》中，收集了《妇人大全良方》及《证治准绳》中有关临产、生产情况的处理及对母婴的影响等内容。《妇人大全良方》云："凡妊娠至临月，当安神定息，时常步履，不可多睡饱食，过饮酒醴杂药……若见浆水，腰酸痛甚，是胎离其经，令产母仰卧，令儿转身，若头向产门（即头位），方可用药催生坐草。"明确指出临产时各种情况的处理，见胎膜破裂，提示胎儿即将娩出，令产妇仰卧，正常胎方位才能用药催生。并嘱产妇"勿令饥渴，恐乏其力，不可强服催药，早于坐草，慎之"。强调产妇全身情况、饮食与产力关系，不可滥用催药，过早屏气用力。

又根据临床表现推测产程进展，认为"若初觉不仰卧，以待转胞或未产而水频下，此胞衣已破，血水先干，必有逆生难产之患"（《济阴纲目·卷四·临产门·论临产调理法》），对胎膜早破有一定的认识，并认为胎膜早破为难产原因之一。而《证治准绳》则对临产过程中胎死宫内（死产）有所叙述，"产难子死腹中者，多因惊动太早，或触犯禁忌，致令产难。胞浆已破，无血养胎，枯涸而死故也。验其产母舌，若青黑，其胎死矣，当下之"（《济阴纲目·卷四·临产门·论胎死腹中》）。从另一个侧面阐述了破膜与产程及胎儿的关系。可惜在当时历史条件下，无法确定破膜致胎儿死亡的原因，对胎儿的作用及胎儿宫内情况，而误认为破膜后无血养胎至胎儿死亡。

7. 妇人有别男子

武之望在《济阴纲目》中，不仅论述了妇女经带胎产异常等专科疾病，对于男妇同患的一些内科病，也创造性提出妇人有别于男子，应因人而异，区别对待的观点。

如在《济阴纲目·卷二·虚劳门》中提出妇人患虚劳与男子有所区别，而世俗庸医率泥于滋阴降火之说，一概施治。但因男子以精为主，故其病起于心肾；女子以血为主，故其病起于心脾。五脏之中，心主血，脾统血，心脾二经为血之统主，而妇女多忧思，故忧能伤心，思能伤脾，所以女子二脏为易亏。心亏不能主，脾亏不能统，则血失所御，在上为吐咯，在下为崩漏，此为女子虚劳产生的根本。劳症已成，见发热潮热、咳嗽唾痰、骨蒸盗汗等，与男子虚劳相同，若不加辨别，在女子劳症初期以治男子之法调治，则失之毫厘谬以千里。故治男子应以补精为主，治妇人应以补血为主。若劳症初期见发热困怠，不思饮食，宜用逍遥散加减，以养血清热，热既退，只需服归脾汤，诸病悉除。此药为心脾二经之药，久久服之，心脾强健，血自得所统主，而生发无穷矣。因阳生阴长，以诸甘剂为之先务，补脾胃可助生发之气，武之望常用此以治妇人之虚劳，疗效显著。

同时认为，风邪致病之证男妇皆有之，但病因病机有所不同。男子风邪致病多起于气虚痰壅，故其证则暴厥瘫痪，治以顺气豁痰为主，而妇女明显不同。在《济阴纲目·卷二·血风门·论血风证》中，武之望总结说："盖妇人精血一证乃其偏有，而经之来也，或取凉而为风所中，或洗浴而为湿所中，或冲冒霜雪而为寒所中，又或产后调护不谨而为诸邪所中。外邪乘虚而入，随血而行，留滞经脉，久之不去，或遍身痛，或走注痛，或头项痛，或腰腿痛连绵不已，或致瘕瘕，或致颤振，或致经脉拘挛，或致四肢麻木。总之，皆风所为而血受病也。因循失治，则肌体羸瘦，渐发寒热，遂成风劳而不救者有矣。"提出妇人因生理特点的原因，风邪致病多起于血虚经塞，其症多见关节、肌肉、筋脉疼痛、瘙掣、麻木等。治以养血调经为主。治疗方法也与男子有异有同，并指出"治疗之法专以养血和血为主，而兼之以流滞祛风之剂，则诸症悉除。此妇人之治法与男子不同也，若兼气虚，或有痰，更当与男子杂病方中参用之"。总结出妇人风邪致病应予养血调经为主。武之望同时列举了多个方证：如人参荆芥散（人参、荆芥穗、生地黄、北柴胡、鳖甲、酸枣仁、枳壳、羚羊角、白术、当归、川芎、防风、桂心、甘草），治妇人血风发热，身体疼痛，头昏目涩，心忪烦倦，寒热盗汗，颊赤口干，痰嗽胸满，精神不爽；大效油煎散（五加皮、川乌、芍药、海桐皮、牡丹皮、川芎、桂心、干姜），治血风劳气，攻注四肢，腰背疼痛，呕逆醋心，不思饮食，日渐羸瘦，面色萎黄，手足麻痹，血海冷败等。

（五）善调脾胃，有所发明

1. 脾胃学说在《济阴纲目》中的体现

武之望有关脾胃学说在妇科方面的应用，主要体现在《济阴纲目》一书中。该书直接涉及的脾胃病证达20余种，运用脾胃理论和脾胃方药论治妇科疾病者比比皆见。可以说，广泛应用脾胃学说是武之望女科的一大特色。

（1）阐述病因病机

武之望在"调经门"中，引文阐述有关月经病的病因病机时指出：肺为生化之源，心统诸经之血，心肺平和，则经候如常，而七情六淫、饮食失节，均可导致脾胃虚损，心火妄动而月经失调。故提出"心脾为经血主统"。武之望认为，经行泄泻、经闭等病的发生，均与脾胃有关；脾属血属湿，经水将动，脾血先已流注血海，然后下流为经；脾血既亏，则虚而不能运化其湿，以致泄泻。而妇人女子经脉不行，多为脾胃损伤而致。在《济阴纲目·卷二·虚劳门》中更明确指出："盖人之生，以脾胃为主，脾胃一虚，诸脏失所，百病生焉。"可以看出，脾胃学说贯穿武之望女科的始终。

（2）论治妇科病证

武之望把健脾和胃、健肺利水、健脾疏肝、补脾生血、补脾止血等，作为治疗多种妇科疾病的大法，灵活加以运用。如治月经先期病，有因脾经血燥者，用加味逍遥散健脾疏肝养血；有因脾经郁滞者，用归脾汤健脾益气补血。治疗过期而至的月经后期病，有因脾经血虚者，用人参养荣汤益气养血；脾气虚弱者，用六君子汤健脾益气。经水不断者，用止经汤（四物汤加白术、黄芩、阿胶、炒蒲黄、炒柏叶、香附、砂仁、甘草）补脾止血。治带下病，以壮脾胃、升阳气为主，用六君子汤加山栀、柴胡，不应者用归脾汤。治妊娠恶阻，以健脾和胃、降逆止呕为主，用半夏茯苓汤（半夏、茯苓、白术、陈皮、熟地黄、旋覆花、桔梗、人参、芍药、川芎、甘草）。对某些妇科前阴病证的治疗，武之望也运用脾胃学说加以论述。如论阴挺下脱，认为其证多为肝脾郁结，气虚下陷，方用补中益气汤加山栀、茯苓、车前子、青皮以清肝火、补脾气；更以归脾汤加味调理脾郁，并外用生猪脂和藜芦末涂之。其论证之精详，于此可见一斑。在其著作中，武之望还列举了自己应用脾胃学说治疗妇科病证的医案，可见其对脾胃学说在妇科的应用深有研究。例如："当归芍药汤，治妇人经脉漏下不止，其色鲜红，先因劳役，脾胃虚弱，气短气逆，自汗不止，身热闷乱，恶见饮食，四肢倦怠，大便时泄。药物组成为：黄芪一钱半，白术、苍术（泔浸去皮）、当归身、白芍各一钱，陈皮、熟地黄各五分，生地黄、甘草（炙）各三分，柴胡二分。上作一服，水煎，空心热服。东垣为一妇人制此方，一服之后，诸证悉去。予族一妇，因劳役下血，每来两旬不止，医者拘血热之说，用四物加芩连，累治不愈。一日血大下，昏迷不醒，急以问予，予用此药一剂，少顷顿醒，过两时血遂止，后常用此药，其病遂不复作。盖血虚须兼补气，尝譬之血犹水也，气犹堤也，堤坚则水不横决，气固则血不妄行，自然之理也。此药黄芪最多，白术次之，所以神效。俗医不达此理，专用凉药，不知凉药伤胃，服久则正气愈弱，血安得固，故特为表而出之也。"(《济阴纲目·卷二·血崩门·治劳伤崩漏》)

（3）精心择方选药

武之望在妇科病择方选药方面，时时注意顾护胃气，突出注重脾胃的特色。如治胎水肿满，症见面目虚浮，肢体水肿者，方选全生白术散。此方出自《妇人大全良方》，由白术、茯苓皮、陈皮、生姜皮、大腹皮等组成，亦即五皮饮去桑白皮加白术，方中陈皮理气健脾，茯苓皮渗湿健脾，大腹皮消胀化湿，生姜皮辛散水气，更增白术健脾利湿，安胎消肿，合奏健脾消肿之效，对妊娠水肿属脾虚湿重者颇为合拍。治疗产后乳汁短少，选用猪蹄汤。此方由猪蹄、通草组成，以营养气血为主而寓疏肝通络之义，实为一首简便廉验的食疗方。

2. 脾胃学说在《济阳纲目》中的体现

脾胃学说，是中医理论体系的重要组成部分。脾胃学说首见于《内经》，历代均有运用和发挥。金元以降，逐渐形成了以李东垣为代表的著名医学流派。脾胃学说的主要内容，是在中医基本理论指导下，阐明了脾胃的生理、病机、辨证、诊疗理论及其临床应用。武之望对脾胃学说有深入的研究，对脾胃理论的具体应用多有发挥，充分体现在他对内科多种疾病的诊治方面。

《济阳纲目》专设"脾胃"卷，集当代及前贤有关医论17篇，从生理、病机、证治诸方面，对脾胃学说进行探讨。从生理而言，如"人之一身，脾胃为主。胃阳主气，脾阴主血；胃司纳受，脾司运化；一纳一运，化生精气；津液上升，糟粕下降，斯无病矣。"（《济阳纲目·卷十二·脾胃·论脾胃分阴阳气血》）这是武之望引用王节斋的一段论述，来说明脾胃分阴阳气血的观点。较之既往，这已经是在较深的层次上揭示脾胃学说的真谛，对临床诊治用药很有指导意义。

（1）阐释病因病机

在病因病机方面，武之望广泛征引前人之论，深入论证了"脾胃虚实传变""脾胃盛衰""大肠小肠五脏皆属于胃，胃虚则俱病""脾胃虚则九窍不通""胃虚脏腑经络皆无所受气而俱病""胃虚元气不足诸病所生"等问题。指出脾胃之气的盛衰，在疾病的发生、发展与传变中起着关键作用；饮食不节，起居不时，寒温失调，均能损伤脾胃，从而导致纳化失常，元气不充，五脏六腑皆失其养，故百病因之而生。对常见病证的病因病机，武之望也以脾胃学说的理论进行阐发。如论"内伤"发病，认为饮食失节，劳役四肢，皆能伤脾；脾胃既伤，则饮食不化，口不知味，四肢困倦，心腹痞满，兀兀欲吐不欲食，或飧泄，或肠澼。论脾胃系统常见疾病的病机，如"呃逆"本于胃虚气逆及阴虚火上，阴为火所乘而不得内守，木夹相火乘之，故直冲清道而上。"噫气"是火土气不得发而得。"吐酸"为湿热在胃口上，饮食入胃，被湿热郁遏，其食不得传化而作。"嘈杂"为土虚不禁木所摇，肝木摇动中土，故中土扰扰不宣而如饥状。"恶心"常由痰聚、风痰、火郁、食停、胃寒、胃虚等引起。"呕吐哕"多因寒、热、痰、食、血、气所致。"关格"是阴阳俱盛而不升降，上寒下热而发，证见吐逆不食，不得小便。武之望还征引朱丹溪的论述，对泄泻和滞下（痢疾）的鉴别，加以形象而具体的说明："泄泻水谷或化或不化，并无努责，惟觉困倦，而滞下则……或脓或血，或脓血相杂，虽有痛不痛之异，然皆里急后重，逼迫恼人。"（《济阳纲目·卷二十二·泄泻滞疾·论泄泻滞下异状》）

其对脾胃相关病证的病因病机论述亦颇为精当。如"痰饮为病，所感不同。有因气脉闭塞，津液不通，水液停留脾胃，郁结成痰者；有因脾胃虚弱，不能运化水湿成痰者。"（《济阳纲目·卷二十四·痰饮》）所变之病，如呕吐、翻胃、膈噎、嗳气、吞酸、嘈杂等，皆与脾胃有关。黄疸为病，盖湿热郁积于脾胃之中，久而不散，故其土色形与面及皮肤也。膈噎、翻胃，皆由饮食痰饮，七情过用，脾胃内虚而发。痞满，由阴伏阳蓄，气血不运而成，处心下位中央，皆土之病也。水肿，因脾虚不能制水，水渍妄行。鼓胀，其腹大如鼓，而面目四肢不肿者，皆脾土湿热为病。积聚癖块，皆脾胃怯弱，气血两盛，四时有感而成。心痛（即胃脘痛），初因纵恣口腹，喜好辛酸，恣饮热酒煎煿，复食寒凉生冷，朝伤暮损，日积月深，自郁成积，自积成痰，痰火煎熬，血亦妄行，痰血相杂，妨碍升降，故胃脘疼痛，吞酸嗳气，嘈杂恶心，皆膈噎翻胃之渐也。"上述论述，以脾胃的生理功能为核心，对与脾胃有关的多种疾病的病因病机做了精辟而深入的阐发，集中展现了我国明代以前脾胃病机学说的成果，对临床辨证诊断有重要的指导意义。

（2）指导遣方用药

在方药证治方面，武之望精选了大量的经效方剂，以适应多种脾胃病治疗的需要。仅"脾胃"一卷，列方就达83首之多。武之望所选之方，大多配伍精当，方药简要，药物习见易得，切于实用。

如治脾胃不和，主方用平胃散、枳术丸、健胃丸等。平胃散，出自《太平惠民和剂局方》，为燥湿运脾的习用方。方中主用苍术以燥湿运胃，辅以厚朴除湿散满，佐以陈皮理气化滞，使以甘草、姜、枣调和脾胃，助其健运。临床用于脾胃不和，痰湿积滞内停而见胸腹痞满，口腻食少，舌苔白腻而厚者，卓有疗效。枳术丸，系张洁古从《金匮要略》枳术汤变化而来，原方主治"心下坚，大如盘，边如旋盘"的痰饮证，近年来用以治疗脾胃虚弱，饮食停滞的胃下垂等症，获得满意疗效。

　　针对膈噎翻胃，武之望选用顺气和中汤作为通治方，顺气和中汤由二陈汤加香附、山栀、白术、神曲、黄连、枳实、砂仁等组成。其中，二陈汤化痰燥湿，香附、枳实、砂仁理气解郁，黄连、山栀清热泻火，白术、神曲健脾和胃。化痰、理气、泻火面面俱到，看似平淡，实与由郁成积，由积成痰，痰火交凝的病机相契合。

　　其他，如治呃逆属胃虚者用橘皮竹茹汤，胃虚寒者用理中汤加附子、丁香、柿蒂；治呕吐属胃热者用黄连二陈汤，胃虚者用香砂养胃汤；吐利属虚寒者用理中汤，湿热者用六一散；治水肿属阳水用五皮饮，阴水用实脾饮；治吐血呕血初用十灰散，脾虚用归脾汤；胃脘痛属寒者用姜桂汤（平胃散加干姜、良姜、官桂、藿香、木香、茴香、香附、枳壳、砂仁），热痛用清热解郁汤（山栀、川芎、苍术、黄连、干姜、陈皮、枳壳、甘草）；腹痛属食积者用香砂平胃散，属气滞者用木香顺气散等，无不恰切精当，平易便用，又突出辨证论治特色。

（3）注重食疗

　　在脾胃病的食疗方面，武之望选用了不少卓有成效的方法及方剂。如：治脾胃虚弱的理脾糕，方用百合、莲肉、山药、薏苡仁、芡实、白蒺藜等共为末，加粳米粉、糯米粉、砂糖等蒸糕常食。治内伤及虚劳泄泻，用大米、糯米、山药、莲肉、芡实、白砂糖等共为细末，搅匀入笼蒸熟，任意食之。其他如补真糕、九仙王道糕、秘传二仙糕、参苓造化糕、八仙早朝糕等，皆用药食两用的药物及食物组成，工艺简单，制备方便，使人们在品尝到甘甜味美的佳肴的同时，收到健脾益胃、消食补养的功效。武之望所推荐的食疗方药，不少可制成保健食品，从而在更广阔的范围内发挥食疗保健作用。

　　武之望在其著作中列举了为数不多的医案，其中大部分属调理脾胃方面，其对脾胃学说的重视可见一斑。如补中益气汤条，治脾胃虚弱，下痢经年不瘥。药物组成为：人参、黄芪（蜜炙）、白术、白芍（酒炒）、甘草（炙）、陈皮、当归各一钱，升麻、柴胡、砂仁各五分，上锉一剂，水煎服。武之望曰："一人年六十余，患血痢三年，诸药不效，余用此方加桃仁倍当归，服二十帖全愈。"（《济阳纲目·卷二十二·滞下》）

（六）内科杂病，倡辨六郁

武之望在辨治内科病证时，重视从气、血、痰、湿、食、酒六郁进行辨证治疗。认为："郁者，结聚而不得发越也，当升者不得升，当降者不得降，当变化者不得变化也，此为传化失常，六郁之病见矣。"（《济阳纲目·卷二十七·郁证》戴氏语）并广收博采，列举了在多种疾病中的应用。

1. 气郁辨证

武之望认为，气郁是多种病证的重要病机。在其著作中，多有从气郁论治多种病证的论述。他指出气郁的重要原因为情志不畅。如引用张子和的论述云："气本一也，因所触而为九，怒、喜、悲、恐、寒、热、惊、思、劳也。"主治气郁证的方剂，如分心气饮，药用木通、赤芍、赤茯苓、官桂、半夏、大腹皮、青皮、陈皮、甘草、羌活、桑白皮、紫苏叶等。此方主治男子妇人一切气不和，或因忧愁思虑，忿怒伤神；或临食忧戚，或事不遂意，使抑郁之气，留滞于胸膈之间，不能流畅，致心胸痞闷，胁肋虚胀，噎塞不通，噫气吞酸，呕哕恶心，头目昏眩，四肢倦怠，面色萎黄，口苦舌干，饮食减少，日渐羸瘦；或因病之后，胸中虚痞，不思饮食。交感丹，药用香附米、茯神，治一切名利失意，抑郁烦恼，七情所伤，不思饮食，面黄形羸，胸膈诸证，极有神效。

其他主治气郁所致病证的方剂，如治疗麻木的开结舒经汤（紫苏、陈皮、香附、乌药、川芎、苍术、羌活、南星、半夏、当归、桂枝、甘草），治妇人七情郁滞经络，手足麻痹；治疗淋证的二香散（木香、沉香、陈皮、茯苓），治气郁于下，小便隐秘不通；治疗便秘的三和散（羌活、紫苏、宣木瓜、沉香、木香、白术、槟榔、陈皮、甘草、川芎、大腹皮），治七情之气，结于五脏，不能流通，以致脾胃不和，心腹痞闷，大便秘涩；治疗嗳气的破郁丹（香附米、黄连、枳实、槟榔、青皮、莪术、瓜蒌仁、苏子），治妇人嗳气，胸紧，连十余声不尽，嗳出气心头略宽，不嗳即紧；治疗腰痛的调肝散（半夏、辣桂、木瓜、当归、川芎、牛膝、细辛、石菖蒲、酸枣仁），治郁怒伤肝，发为腰痛；治疗痞满的木香化滞汤（枳实、当归梢、陈皮、生姜、木香、柴胡、草豆蔻、甘草、半夏、红花），治忧思气郁，中脘腹皮里微痛，心下痞满，不思饮食；治泄泻的五膈宽中散（厚朴、香附子、甘草、陈皮、青皮、缩砂仁、丁香、木香、白豆蔻），治中脘停滞，气不流转，胸膈痞闷，腹痛泄泻，久而不愈；治嘈杂的三圣丸（白术、橘红、黄连）；治气郁呕吐的大藿香散（藿香叶、半夏、白术、人参、木香、茯苓、桔梗、橘皮、枇杷叶、甘草）等。

2. 血郁辨证

武之望非常强调血郁在内科杂病中的重要意义。在多种病证的治疗中采用了从血郁论治的方法。如治瘀血痞，方选四物二陈汤（当归、川芎、白芍、熟地黄、陈皮、半夏、茯苓、甘草、桔梗、瓜蒌），治血虚夹火，遇劳则发，心下不快；治血瘀鼓胀，方选抵当丸（水蛭、虻虫、桃仁、大黄），治蓄血而腹胀者；淋证从瘀血治疗，如治淋病，脉沉而大，属劳苦伤血，下焦蕴结者，药用人参、归尾、白芍、香附、条芩、木通、山栀子、黄芪、甘草；治死血胁痛，方选疏肝饮，治左胁下痛，肝积死血；治瘀血致耳鸣耳聋，用柴胡聪耳汤，治耳中干结，耳鸣耳聋，此属污血；治瘀血腹痛，用消瘀饮；治瘀血水肿，如续断饮，治瘀血壅滞，血化为水，四肢浮肿，皮肉赤纹，名曰血分，药用延胡索、当归、川芎、牛膝、续断、赤芍、辣桂、白芷、五灵脂、羌活、赤茯苓、牵牛、半夏、甘草；治瘀血腰痛，用加减四物汤，治瘀血腰痛，日轻夜重，脉涩者是也，药用当归、芍药、杜仲、川芎、香附、红花、桃仁；活血化瘀治血膈翻胃，如滋血润肠汤治血枯，及死血在膈，饮食不下，大便燥结，药用当归、芍药、生地黄、枳壳、桃仁、红花、大黄等。

3. 痰郁辨证

武之望指出："痰饮为病，所感不同。有因气脉闭塞，津液不通，水饮留停脾胃，郁结而成痰者，有脾胃虚弱，不能运行水谷而成痰者，有因酒后饮水，停滞胃中而成痰者，有因风寒湿热之气入脾相搏而成痰者。或喜怒哀乐之过情，饮食起居之不节，湿热内蕴，风寒外搏，皆为痰饮。所得之由不同，而所变之病甚多，或为寒，或为热，或为喘嗽呕吐，或为翻胃膈噎，以至为肿满，为眩晕，为风痫，为嗳气，为吞酸，为嘈杂，为痞膈，为疼痛，为怔忡，此皆痰之为病也。"（《济阳纲目·卷二十四·痰饮》）如治痰塞小便不通，用二陈汤探吐；治痰积腰痛方，用加味二陈汤、龟樗丸；治癫狂痰迷心窍，如白金丸治癫失心，数年不愈，痰涎包络心窍，认为此药能去郁痰，服之顿愈；治痰火嘈杂，方用芩连二陈汤，治痰因火动，胃口作嘈。武之望还非常重视因虚致痰的证治，特别是对"肾虚痰"论述较多。如应用加减四物二陈汤，治阴虚，肾火炎上，肺燥有痰；苏子降气汤，治虚阳上攻，气不升降，上盛下虚，痰涎壅盛；俞山人降气汤，治上盛下虚，痰涎壅盛，或喘或满，咽干不利，并治脚气上攻，烦渴引饮。

4. 湿郁辨证

武之望认为"湿"为内科病中常见病理因素，湿邪作祟可导致多种病证，为佐证这一点，他在《济阳纲目·卷四·中湿》引用《素问玄机原病式》曰："诸痉强直，积饮痞膈，中满霍乱，吐下，体重跗肿，肉如泥，按之不起，皆属于湿。"并引用朱丹溪所曰："六气之内，湿热为病十居八九。"武之望认为治湿"又分上中下。湿在上，宜微汗；在中下，宜利二便或升提"。湿在上，上熏喘嗽，用茯苓汤；首如蒙者，单苍术膏妙。湿在外，当微汗通经络，有汗，防己黄芪汤或羌活胜湿汤；无汗者，五苓散加苍术通经络、神仙飞步丹、乳香黑虎丹。湿在内，当渗小便，利大便，渗剂五苓散；湿盛膨胀者，又当以车前、木通、葶苈利水行气为君，而以参、术、茯苓为佐，或以二术为君，而以利水药为佐。

5. 食郁辨证

武之望引用李东垣的论述："夫脾者，行胃津液，磨胃中之谷，主五味也。胃既伤，则饮食不化，口不知味，四肢困倦，心腹痞满，兀兀欲吐而恶食，或飧泄，或为肠澼，此胃伤脾亦伤明矣。大抵伤饮伤食，其治不同。伤饮者，无形之气也。宜发汗，利小便，以导其湿。伤食者，有形之物也。轻则消化，或损其谷，此最为妙也。重则方可吐下。数方区分类析于后，宜酌量用之。"(《济阳纲目·卷十一·饮食·论饮食伤脾》)治食积咳嗽方证，如瓜蒌丸（瓜蒌仁、半夏、山楂、神曲）治食痰壅滞喘咳；青金丸（贝母、知母、巴豆）治食积火郁嗽；治食积作酸方证，如加味平胃散（苍术、陈皮、厚朴、甘草、神曲、麦芽）治吞酸，或宿食不化，八味平胃散治饮食伤于胃脘，每晨吐清酸水数口，或膈间常如酸折。

6. 酒郁辨证

武之望对酒邪致病论述颇多。指出"酒者，大热有毒，气味俱阳，乃无形之物也。若伤之，止当发散，汗出则愈矣。其次莫如利小便，乃上下分消其湿"(《济阳纲目·卷十一·饮食·论伤酒》)。如：治伤酒所致的多种疾病，可选葛花解醒汤（药用青皮、木香、橘皮、人参、猪苓、白茯苓、神曲、泽泻、干生姜、白术、白豆蔻、葛花、砂仁），治饮酒太过导致呕吐痰逆、心神烦乱、胸膈痞塞、手足战摇、饮食减少、小便不利等多种病证。治多饮结成酒癖，腹中有块，随气上下可，用加味冲和汤（药用陈皮、半夏、茯苓甘草、黄连、干葛）；解酒化毒丹（白滑石、白粉葛、大粉草），治饮酒过度，遍身手足发热，口干烦渴，小便赤少；神仙列仙散（木香、沉香、茴香、槟榔、萹蓄、瞿麦、麦芽、大黄），治饮酒所伤，以致遍身疼痛，腰脚强跛，手足烦麻，胃脘疼痛，胸膈满闷，肚腹膨胀，呕吐泻利；瓜连丸（瓜蒌、杏仁、黄连、竹沥）治伤酒痰嗽喘急；蜂姜丸（茜根、僵蚕、海粉、瓜蒌仁、杏仁、蜂房、神曲）治酒痰嗽，积久如胶，及牙宣肿痛；白龙丸（半夏、滑石、茯苓、白矾）治酒积有痰咳嗽。同时明确指出，长期饮酒可导致酒疸、鼓胀积聚，并提出方药。如酒疸可用加减五苓散（五苓散加茵陈）、酒煮茵陈汤（茵陈一两，用好酒一钟半，煎至八分，食远温服）、加味小柴胡汤（小柴胡汤加茵陈、豆豉、大黄、黄连、葛根）、半湿半热汤（半夏、茯苓、白术、前胡、枳壳、炙甘草、大戟、黄芩、茵陈、当归）等；治酒疸日久产生鼓胀积聚者，可选当归白术汤（白术、茯苓、当归、黄芩、茵陈、前胡、枳实、甘草、杏仁、半夏）、牛黄散子（黑牵牛、大黄、槟榔、甘草）等。

武之望还强调上述致病因素易夹杂互结为病，在其著作中多处涉及多郁同治的病证。如控涎丹治一身及两胁走痛，痰夹死血者；趁痛散治瘀血湿痰蓄于肢节之间而作痛者；双合汤治十指麻木属湿痰死血凝滞者；加味二陈汤治十指麻木属胃中有湿痰死血者；越鞠丸、六郁汤解诸郁；木香槟榔丸治湿热食积诸郁。

（七）注重保健，养生有道

启蕴于东方文化的中医药学，把健康长寿作为研究目标，基于其独特的生命哲学和实践形成了理论体系，从古至今为人类的养生保健做出了重大贡献。《素问·上古天真论》曰："故能神与形俱，而尽终其天年，度百岁乃去。"历代医家为达到此目的，都非常重视养生保健的理论和方法。

武之望官至陕西三边总督，以儒入医，受儒家"齐家、治国、平天下"思想的影响，故非常重视养生保健。在其著述中不但选取了丰富多彩、行之有效的养生保健方法，同时也体现了著者的养生保健思想，下文就此进行探讨。

1. 节制饮食起居

《济阳纲目》在养生学方面，主要强调养生以"不伤"为本，认为日常饮食起居的失常往往是伤身的原因，并列举伤身之由告诫世人。其曰："如才所不逮而困思之，伤也；力所不胜而强举之，伤也；悲哀憔悴，伤也；喜乐过度，伤也；多言雄谈，伤也；寝食失时，伤也；强挽弓弩，伤也；沉醉呕吐，伤也；饱食即卧，伤也；跳走喘急，伤也。"（《济阳纲目·卷六十四·虚损》）"五味入口，不欲偏多，故酸多伤脾，苦多伤肺，辛多伤肝，咸多伤心，甘多伤肾。"（《济阳纲目·卷十一·饮食·论饮食调摄之宜》）同时，书中也对"不伤"的原则进行论述，即"卧起有四时之早晚，饮食有至和之常制，调利关节有导引之方，流行营卫有吐纳之术，忍喜怒以养阴阳之气，节嗜欲以固真元之精，保形延命，可谓备矣"（《济阳纲目·卷六十四·延年》）。另外，书中对"不伤"的方法也有详细的描述。如"是以养生之方，唾不及远，行不急步，耳不急听，坐不至久，卧不及疲，先寒而衣、先热而解，不欲极饥而食，食不可过饱，不欲极渴而饮，饮不可过多……不欲甚劳甚逸，不欲起晚，不欲汗流，不欲多睡，不欲奔车起马，不欲极目远望，不欲多啖生冷，不欲饮酒当风"（《济阳纲目·卷六十四·延年》）。要求人们处事应当宽坦随和，恬淡欢愉，生活规律，劳逸得当，适可而止，养成良好的生活习惯，具有高尚的道德修养，如此方可达到"不伤"而长寿。

同时，书中对一些致伤的饮食起居因素，还列举了防治的方药，并重视通过食疗方法进行养生。如武之望认为，酒大热而有毒，嗜酒是养生大忌，因此提出许多防醉酒及戒酒方法。在防醉解酒方面，提出益脾丸（葛花、小豆花、绿豆花、木香）可益脾胃，防酒醉；不醉方（绿豆、小豆、葛根），当未饮酒之前，用冷水调一匙或二匙服之，令人不醉。另外还提出了醉酒后的解酒方法，如治酒醉中酒，恐烂五脏，以汤著槽中，渍之，冷复易，夏亦用汤；凡醉不得安卧不动，必须使人摇转不住，特忌当风席地，及水洗、饮水、交接；治饮酒，腹满不消，煮盐汤，以竹筒灌大孔中。同时还提出许多戒酒的方法，如断酒方，酒七升着瓶中，熟朱砂半两着酒中，急塞瓶口，安着猪圈中，任猪摇动，经七日，取酒尽饮；白猪乳汁一升饮之，永不饮酒。

另外，对夏季暑邪肆虐，耗气伤津，也提出许多切实可行的保健方法。如代茶汤（白术、麦门冬），夏月服之以代茶，认为可以健脾止渴；又如千里水葫芦（硼砂、柿霜、乌梅肉、薄荷叶、白砂糖，为细末，用乌梅肉为丸）每用一丸噙化，治路上行人暑热作渴，茶水不便。

关于食疗养生方法，武之望推崇黄牛乳，认为其最宜老人，惟平补血脉，益心气，长肌肉，令人身体康强，润泽面目，悦志不衰。故人常须供之，以为常食，或为乳饼，或作乳饮等，恒使恣意充足为度。另外，还提出了日月仙酥汤（莲肉、柏子仁、枣肉、杏仁、胡桃仁、砂仁、酥油、白蜜）等多种保健食疗方。

2. 注重齿须发面保健

《济阳纲目·卷六十四·延年》指出："凡言伤者，初亦不觉，久则损寿尔。"告诉人们养生保健宜从饮食起居的小事做起，防微杜渐，以免因初时不觉，迫至发病即重而损寿。在这种思想的指导下，武之望详细列举牙齿、须发、颜面的多种日常保健方法，可供我们借鉴。

在牙齿保健方面，武之望认为，"牙齿骨属肾之标也，精完则齿坚，肾衰则齿豁"（《济阳纲目·卷一百零七·牙齿》），提出多种牙齿保健方法。

擦牙固齿方：如宣风牢牙散（青盐、细辛、川芎、当归），每用少许清晨擦牙，漱满口，连药咽之，认为此法有注颜坚肾、牢牙固齿之效。坚牙散，用骨碎补一味，白水洗净，铜刀切片，砂锅内炒，用槐枝不住手搅，取出候冷，又上火炒微黑色，又住火冷后，又上炒至黄黑色，取起研末，不时擦牙，神效；不独治牙疼，能固骨牢牙益精，去骨中毒气，筋骨中疼，治牙则其痛再不复作，牙将落动摇者，数擦立效，再不复动，其验如神。揩齿白齿方，如沉香白牙散（沉香、细辛、升麻、藿香叶、甘松、白芷、石膏、寒水石等），每日早晚揩牙，莹洁令白，及治口臭。擦牙固齿乌须方，如固齿丹（香附子、没食子、生地黄、白蒺藜、补骨脂、青盐）为细末，早晨擦牙，津液咽下，久用固齿乌须。牢牙乌须方（淫羊藿、旱莲草、五倍子等）加火煅之肥皂角与青盐制成，以罐盛之，每日擦牙，漱口吐出，掠须鬓，临卧再擦，实有大效，这种方法与当代的药物牙膏如出一辙，让人不得不慨叹古人的智慧与经验。

在须发保健方面，武之望认为"肾华在发，精气上升，则发润而黑，六八以后精华不能上升……以致须发焦槁，如灰白色，养生者宜服补精血药以防之"（《济阳纲目·卷一百零八·须发》）。提出外涂生发、药物染发、内服生发、内服乌发、药酒乌发、洗头乌发以及洗发去屑等方面的多种须发保健方法。外涂生发方，如滋荣散（生姜、人参），每用生姜一块切断，蘸药末于发落处擦之，长养发，发落最宜。三圣膏，治髭发脱落，能令再生，方以黑附子、蔓荆子、柏子为末，乌鸡脂和匀，捣研干，置瓦盒内封固，百日取出，涂在髭须落处，三五日即生，自然牢壮不脱。令发不脱方，以榧子仁、胡桃仁、侧柏叶共捣，用雪水浸梳头发，永不落且润也。梅师方，治头发不生，以侧柏叶阴干作末，和麻油涂之。沐头汤，治脉极虚寒，须发堕落，令发润泽，方以桑根白皮切三升，以水五升淹渍，煮五六沸，去渣，洗沐发，数数为之，自不复落。生头发方，大附子一个，要一两重者佳，用乌骨黑肥鸡一只，取其油，搅药擦头，其发即生。药物染发方，如猿猴上树方（槐实、五倍子、石榴皮、白矾），取牛胆一个，将药装胆内扎口，吊起阴干，将胆内药物尽倾入铅罐，去胆皮，再加核桃油一小盏，桑霜三钱，麝香一分，搅入胆药内封罐，重汤煮一炷香，取起，须白用肥皂汤洗净，以猪脬或鸡食袋油纸包手指蘸药捻须下半节，不必近根，自然上去，其黑如漆。猴子上树方：用五倍子一两擂碾细末，用纸条捻成纸捻数条，用香油四两蘸此香油燃点上，用大粗碗一个，四围闭熏取黑烟，随扫随熏，以尽为度，收取前烟子备用。每用时用一二年盐鸭蛋择取纯黑心者止取蛋黄，铁灯盏炒油，随取前烟些须用手调匀，以手指用此油烟捻须颠，其油烟自行上至根，名曰猴子上树，神效，一擦管一月。内服生发方，如三仙丸（侧柏叶、当归、榧子仁）治头发脱落。内服乌须发方，如黑须发方（大乌豆、熟地黄、牛膝），又如用何首乌（三斤，用铜刀或竹刀细切片，干者米泔水浸）、牛膝（去苗，一斤），以黑豆一斗淘洗净，用甑一所，先以黑豆薄铺甑底，后薄铺何首乌，又铺豆，又铺牛膝，重重铺盖尽，安于釜上，蒸之令豆熟为度，去豆取药，又换豆蒸之，如此三次，去豆为末，蒸枣肉为丸如梧桐子大，每服三五十丸，食前温酒下。药酒乌发方，如一醉不老丹（莲花蕊、生地黄、槐角子、五加皮、没食子），将上药用木石臼捣碎，以生绢袋盛药，同无灰好酒十斤入不渗坛内，冬春浸一月，秋二十日，夏十日，紧封坛口，浸酒，日任意服之，以醉为度，须连日服尽，久则恐味变也，酒尽而须发白者自黑，再制服，不过三两，专养血化痰，乌须黑发。经验乌须方，每年冬十月壬癸日，面东摘采红肥大枸杞子二升，捣破，同好无灰酒二斤同盛于瓷瓶内，浸二十一日足，开封，添生地黄汁三升搅匀，却以纸三层封其口，俱至立春前三十日开瓶，空心暖饮一杯，至立春后髭须都黑，勿食芜菁、葱、蒜，服之能变白为黑，身轻体健，其功不可尽述。洗头乌发方，如洗发菊花散，以甘菊花、蔓荆子、干柏叶、川芎、白芷、细辛、桑白皮、旱莲各等份，咬咀，每用药二两，浆水三碗煎至两碗，去滓，洗发；犀皮膏，治髭发干燥，能令润泽，以小麦面、半夏、沉香、生姜，用水两碗同煎，去滓，取清汁，入脑麝少许搅匀洗髭发，自然润泽；干洗头药方，甘松、川芎、百药煎、薄荷、白芷、五倍子、藿香、茅香、草乌头各等份为末，不以多少干撒头发。洗发去屑方，如神效散，药用当归、白芷、黑牵牛、诃子、荆芥、侧柏叶、威灵仙等为细末，临睡擦发内，次早理之；或用藜芦不拘多少，为末，先洗头，须避风，候未至十分干时，用末掺之，其用须入发至皮方得，紧缚之两日夜，次日即不燥痒。如尚有些少，再用一次，立效。

在面部保健方面，有洗面方、面膜方、香肥皂方、润肤方等。洗面方，如莹肌如玉散（皂角、升麻、楮实子、绿豆、白及等），量用洗面，不惟馨香，亦且去垢；玉容散（甘松、山奈、白芷、白僵蚕等），每早洗面用之，治面上黑斑雀瘢。面膜方，如红玉散（木贼、细辛、杏仁、密陀僧、樟脑等）临卧用津唾调，或乳汁调敷面上，明早温水洗去，治面上一切酒刺风刺，黑靥瘢子；又如治面有斑点，或生疮及粉刺之类，并去皮肤瘙痒垢腻，润泽肌肤，药用皂角、糯米、绿豆为末，用鸡子清调和，丸如龙眼大，窨干，旋用温浆水磨开敷之；八白散，治劳汗当风，寒薄为皶，郁乃痤，及斑点之类，药用白丁香、白及、白僵蚕、白牵牛、白蒺藜、升麻、山奈、白蔹、白芷、白附子、白茯苓为末，至夜津调涂面，明旦以莹肌如玉散洗之。香肥皂方，如洗面香皂丸（白丁香、白蔹、白及、楮实等）以肥皂肉捣膏，同绿豆粉和，如干，再加皂角汁捣二千下，丸如弹子大，晒干，每日用洗面；肥皂丸，去白瘢墨点，白癣，诸般疮痕，令人面色好，以白芷、白附子、白及、牙皂、白蒺藜等药为末，先将肥皂肉捣，同鸡蛋清和，晒去气息，然后和丸。润肤方，如滋润手面方（杏仁、天花粉、猪胰、红枣），冬月早晚量用润手面，自然皮肤无腻。去黡痣方，可点疔，涂瘤，去痣，药用人言①、雄黄（各一钱）、巴豆（一个）、蟾酥（一分）、为细末，将疮口用针拨开，以药点上，如点瘰疬，去蟾酥用轻粉；去面上黡子方，用石灰水调一盏如稠粥，以好糯米全者拌灰中，经一宿看米色如水晶烂者，以针微刺黡破，将米少许涂上，经一日剔去，不得着水，一二日愈。

3. 结合体质预防疾病

武之望在《济阴纲目》中，重视因人制宜，辨证养生。指出老年人气血不足，阴阳失调，养生防病需详加辨析，即"质有厚薄，病有深浅，设或失手，何以收效"（《济阳纲目·卷六十四·虚损》）。

针对老年人特点，武之望主张用药平和。如老年人"虽时有烦渴膈热，大便秘结，但以平和汤药消解，切不可用苦寒泄泻""任有外邪，忌大汗吐下，宜平和药调之"（《济阳纲目·卷六十九·养老》）。另外，武之望在治疗老年病时，考虑到老人体质，重视食疗的作用，论述如"厌服药者，只宜食治""一向羸乏之人，全在斟酌汤剂，当加温补，调停饘②粥以为养"（《济阳纲目·卷六十九·养老》）等。同时根据老人的体质特点，以痰火壅盛证治、脾胃虚弱证治、阴虚痿弱证治、风燥二便秘结证治为纲，归纳了一系列养生防病措施。如针对痰火壅盛者，凡人年老形衰，苦于痰气，喘嗽胸满，艰食，不可作病治，妄投荡涤燥利之剂，反耗真气，宜三子养亲汤（紫苏子、萝卜子、白芥子），认为此三子者，出自老圃，性度和平芬畅，善佐饮食，养脾胃。脾胃虚弱方面，如用八仙早朝糕（白术、山药、枳实、白茯苓、陈皮、莲肉、人参、山楂）食疗方，理脾胃，认为最宜老人服之。针对阴虚痿弱者，如用八仙长寿丸（熟地黄、山茱萸、干山药、

---

① 人言：即砒霜。

② 饘（zhān）：稠粥。

牡丹皮、白茯神、益智仁、五味子、麦门）治老人阴阳两虚，变生多证。针对风燥二便秘结者，提倡应用搜风顺气丸（山茱萸、牛膝、郁李仁、山药、菟丝子、当归、槟榔、枳壳等），认为适于老人常服，永无瘫痪之病。

另外，读书人（或称文人、书生、士子等）是中国古代社会十分重要的一个群体，无论是为举子业寒窗苦读，或属日常爱好而读书写作，都是他们的重要生活内容，劳心而不劳力、多思而少动等共同生活方式，造成其健康问题有别于一般人。那么，在浩如烟海的古代方药之中，有没有一类比较适用于这个群体服用的方剂呢？答案是肯定的。如"孔圣枕中丹""天王补心丹"等传世名方，以及命名独特的"读书丸""状元丸"等，就似乎专为他们而设。此类成方多具益智强记、养心安神之功，常见于医籍中的"健忘门"或"补益门"，比较适合读书人苦读劳心所致诸般疾病，或对其日常读书写作生活有所裨益，故称之为"读书人适用方"。武之望于万历十六年（1588），乡试解元（举人第一名），次年中进士，为三甲138名，官至陕西三边总督，本身属于读书人一类。因此在《济阳纲目》中列举了多个读书人适用方，可供我们参考应用。如养神汤，针对勤读苦辛之士，方以麦门冬、天门冬、石菖蒲、当归、贝母、白术、甘草、知母、陈皮、丹参、黄连、五味子为主。此方似针对读书人心肺阴虚证，可能见烦热、失眠、咳嗽等表现。原文注曰："上作一服，加生姜水煎不拘时，当茶，以爽神气，通窍孔也。"（《济阳纲目·卷五十五·健忘》）。可见本为药茶方，更便于随时饮服。明·张浩《仁术便览·虚损》亦载养神汤，仅少甘草一味，认为该方"治勤读诵劳苦，清爽精神"。《古今医统大全·健忘门》有丹参饮子，治健忘，辛苦勤读之士宜服，药物组成则完全相同。补益四物汤，辛苦读书而有房劳服之，方以当归、生地黄、白术、玄参、白芍、川芎、黄柏、知母、白茯苓、麦门冬、陈皮、山栀仁、甘草为主。此方主要由四物汤（当归、生地黄、白芍、川芎，以生地黄代原方熟地黄）合增液汤（生地黄、玄参、麦冬）滋阴养血，再佐知母、黄柏泻相火，山栀清心火等。因读书辛苦，暗耗心阴，加之房劳，肾阴亦损，故滋阴为主，泻火为辅。应该是针对读书人君相二火易动、进而耗伤阴血的病证特点而设。另外，如黄芪八珍汤（黄芪、人参、白术、茯苓、甘草、当归、川芎、芍药、熟地黄）治劳力，或看书着棋久坐而致脊背疼者。

4. 广录益寿方药

武之望广采博撷医论医方，其中涉养生寿老、防治老年病医方达二百余首。治分补脾补肾，五脏兼补；药分补气补血，养阴益阳；方有单方、复方、食疗方等等，可谓蔚然大观。兹录代表方剂数首，以见一斑。

（1）脾肾双补方药

如天真丸，治疗脾肾俱虚，及一切亡血过多，形容枯槁，四肢羸弱，饮食不进，肠胃溏泄，津液枯竭之证。久服生血补气，暖胃驻颜。以肉苁蓉一两，山药十两，当归十二两，天冬一斤，人参、黄芪（蜜炙）、锁阳（酒浸晒干）、补上骨脂（酒浸焙）、杜仲（姜汁拌炒断丝）、陈皮各二两。上为细末，酒打麦糊为丸，或蜜丸亦可，桐子大，每服七八十丸，空心淡盐汤或温酒使下。

（2）注重补肾方药

如五福延寿丹，治一切元气虚弱，五劳七伤，身体羸瘦酸疼。五味子、人参、远志、石菖蒲、山萸（去核）、大茴香、生地黄（姜酒炒）、熟地黄、杜仲、白茯苓各二两，肉苁蓉（酒浸）四两，枸杞子、菟丝子、山药各三两，牛膝（酒浸）、川椒（去目炒）各七钱半，缩砂仁一两五钱，黄柏（酒炒）八钱，知母（酒炒）、木瓜、覆盆子各一两。上为细末，炼蜜丸，如桐子大，每服四五十丸。空心好酒或淡盐汤下。

（3）注重补脾方药

如秘传二仙糕，固齿黑发，壮阳，益肾水，养脾胃，以人参、山药、白茯苓、芡实、莲肉（去皮、心）各半斤，糯米一升，蜜半斤，白糖半斤，粳米三升半。上为细末，和匀，将蜜糖溶化，和末掺按得宜，小木笼蒸之，上以米一撮，成饭为度。取起划作棋子块，慢火上烘干，作点心食之，白汤漱下，百日内见效。

（4）其他单方

如神仙服槐实延年不老方，常以十月上巳日，采取槐角，用新瓷器盛之，以盆合盖其上，密泥勿令走气。三七日，开去皮，从月初服一粒，以水下，日加一粒，直至月半，却减一粒为度。终日复始，令人一可夜读细书，延年，益气力。

（八）专论男科，实为创举

武之望在《济阴纲目》成书之后，继而编著《济阳纲目》一书。其曰："夫医者，近治己，远治人。兼男女而跻之春台，统阴阳而登诸寿域，斯广惠于无穷。余自庚申岁梓《济阴纲目》，业已行世。因念阴阳一理，济阴有书，济阳何可无书。而况人生而负阴抱阳，一切奇异不经不治之疾无论矣。"（《济阳纲目·自序》）该书是总结明代以前内科、外科杂病理论与实践经验而集成的大型综合性医著，虽名曰"济阳"，但实非男科专著。但长期以来，众人皆知其为内科之作，而忽视其男科成就。从该书中的男科病证来看，对遗精、赤白浊、溺血、虚损、不育、疝气、淋证、小便不通与不禁、前阴病等，均有非常详细的论述。此外，武之望在此书种首次提出"男子科"的名称，当属创见。

受孕怀胎本是夫妇双方结合的结果，可是在相当长的历史时期中，人们偏激地认为不能生育责在女方。而武之望在《济阳纲目·卷六十七·种子》中指出"凡孕子在男女之气血冲和"，女方月经不调、子宫发育不良或有病难以怀孕，而"男子阳精微薄，虽遇血海虚静，流而不能直射子宫，多不成胎。盖因平时嗜欲不节，施泻太多所致。宜补精元，兼用静功存养，无令妄动，候阳精充实，依时而合，一举而成矣"。当于女方月经后数日内同房，并且男女双方都应在育龄期。书中引用《尚书》所云："合男女必当其年，男虽十六而精通，必三十而娶。女虽十四而天癸至，必二十而嫁。皆欲阴阳完实，然后交而孕，孕而育，育而子坚壮强寿。"这是符合人体生理发育实际的，在早婚早育陋俗盛行的年代是难能可贵的思想。武之望认为，早婚早孕，或年老而生子，或体病虚弱而孕，均为不当，直接影响夫妇与胎儿的健康。他引用《周易》之理阐述说："盖相火藏于肝肾阴分，君火不妄动，相火惟有禀命守位而已，焉有燔灼之虐焰飞走之狂势也。《易》：兑取象于少女。兑，悦也。遇少年艮为咸。咸无心之感也。艮，止也。房中之法有艮止之义焉……女法水，男法火，水能制火，一乐于与，一乐于取。此自然之理也。若以房中为补，杀人多矣。"（《济阳纲目·卷六十七·种子》）此文对传统房中养生保健与生育的论述颇为深刻，明确指出用房中补养来种子其法实不足取。

武之望在《济阳纲目·卷六十七·种子》中进一步强调："故种子之法，以调经养精为首，而用药须审和平。夫妇各相保守，旬日之间使精血俱盛，所待者时也。当月经一来，记其时而算以三十时辰两日半，则积秽荡尽，新血初生，所谓精与血俱会矣，及其即孕。"这在夫妇身心健康与生殖功能正常情况下，是可能实现的。代表方剂有延龄种子仙方，男妇同服。温肾丸，治阴痿精薄而冷。千金种子方，治梦泄及阳虚未交先泄者神效，久服令人多子。聚精丸（鱼鳔、当归、沙苑蒺藜）；七子散，治丈夫精气衰少，无子。庆云散（覆盆子、五味子、菟丝子、白术、石斛、麦门冬、天雄、紫石英、桑寄生），治丈夫阳气不足，不能施化。加味六子丸，此方不寒不热，可以常服，男子阳痿，及妇人久不孕者均宜。固本健阳丹，凡人无子，多是精血清冷，或禀赋薄弱，间有壮盛者，亦是房劳过甚，以致肾水欠旺，不能直射子宫，故令无子，不可尽归咎于母血之不足也。

武之望在《济阳纲目·卷九十八·前阴诸疾》中，详述男子阴器之生理及病机，对于后世男科有一定的影响。在生理方面认为前阴所过之脉有二：一曰肝脉，二曰督脉，"足厥阴之脉入毛中，过阴器，抵少腹，是肝脉所过也"，"督脉者，起于少腹以下，骨中央，女子入系庭孔，循阴器，男子循茎下至篡，与女子等，是督脉所过也"。在病机方面认为："阴缩者，谓前阴受寒，入腹内也；阴纵者，谓前阴受热，挺长不收也。""足厥阴之经，伤于寒则阴缩入，伤于热则纵挺不收。治在行水清阴气故也。阴痿者，皆耗散过度，伤于肝经所致。""足厥阴之经，其病伤于内，则不起是也。"并针对男子阴器常见疾病搜罗多个方证，对当代临床仍有重要参考意义。

如龙胆泻肝汤，治阴囊肿痛，或溃烂作痛，及一切湿痒臊臭等证。柴青泻肝汤（柴胡、半夏、黄芩、人参、甘草、黄连、青皮），治男子肝火旺极，阴茎肿裂，健硬不休。三白散（白牵牛、桑白皮、白术、木通、陈皮），治膀胱蕴热，风湿相乘，阴囊肿胀，大小便不利。固真汤（升麻、柴胡、羌活、甘草、泽泻、龙胆草、知母、黄柏），治睾丸冷，前阴痿弱，阴汗如水，小便后有余滴臊气，尻臀并前阴冷，恶寒而喜热，膝亦冷。温肾汤，治面色萎黄，身黄，脚软弱无力，阴汗。补肝汤，治前阴如水冷，并冷汗，两脚痿弱无力。清震汤，治溺黄臊臭淋沥，两丸如水，阴汗浸两股，阴头亦冷。柴胡胜湿汤，治两旁肾冷，两髀阴汗，前阴痿弱，阴囊湿痒臊气。仲景八味丸，治阳事多痿不振。椒粉散治前阴两丸湿痒痛，秋冬甚，夏月减。牡矾丹，治阴囊两旁生疮，或阴湿水出，其痒甚苦，夜则搔之无足，后必自痛。硫槟散，治阴囊及两腿风湿疮痒。柏蛤散，治下疳湿疮。铜绿散，治男妇阴部湿淹疮。鹅管散，治病瘥且犯房，玉茎皮破肿痛。又如，治阴冷，渐渐冷气入阴囊，肿满恐死，日夜痛闷不得眠，取生椒择洗净，以布囊裹着丸囊令厚半寸，须臾热气大通，日再易之，取出瘥。也可煮大蓟汁服立瘥。蝉蜕散，治阴囊忽肿，多坐地为风，或虫蚁吹着，用蝉蜕五钱，水煎，洗肿处，再温再洗，肿痛立消，洗后与五苓散加灯心。洗药，洗下痔疮，以黄连、黄柏、当归、白芷、独活、防风、朴硝、荆芥各等份，上锉，入铜钱五十文、乌梅五个、盐一匙，水煎温汤，日洗五七次，洗后用敷药。敷药：木香、槟榔、黄连、铜青、轻粉、枯矾、螵蛸各等份、麝香（少许），上为末，至夜敷上。

（九）详论疹科，简明实用

明末战乱频繁，麻疹等儿科传染性疾病广泛流行。武之望在为自己的亲属及家乡患儿治病的过程中，对多种儿科疾病的诊治积累了丰富的经验，有了较为深刻的认识和体会。这些经验和体会，比较集中地反映在《疹科类编》以及《济阳纲目》个别章节中。武之望在儿科方面的学术思想，主要体现在以下几个方面。

1. 详述疹科辨证

关于疹的含义，一般认为有狭义、广义之分。狭义的疹，指麻疹。广义的疹，则泛指多种发疹性疾病。武之望论疹，以麻疹为主，广泛涉及多种发疹性疾病及其并发证的证治，因而称之为疹科。其提纲挈领，义详而明，是其在疹科辨证方面的主要特点。

麻疹和天花（痘），均为明清时代儿科的常见危重病，而当时的方书大多详痘而略疹，这就给儿科医生正确认识和治疗疹症造成了一定困难。鉴于此，武之望荟萃诸家之说，加以综合概括，结合自己的临床体验，对疹症的病状、病因、病机、辨证、治则等，加以明确的论述。其曰："疹出如麻成朵，痘出如豆成粒……痘出于五脏，疹出于六腑……痘宜内实，可用补剂；疹忌内实，只宜解散。""既出之后，痘则补气以生血，疹宜滋阴以治阳。"（《疹科类编·论·总论辨疹》）

对麻疹和其他发疹性疾病，如斑疹、瘾疹等的鉴别，武之望从辨证、治法等方面一一予以分述。麻疹的早期论断，在治疗学上具有重要意义。武之望指出："疹发热之初，多似伤寒，惟疹子则咳嗽喷嚏，鼻流清，眼胞肿，其泪汪汪，腮赤，恶心干呕为异耳。细看两耳根下，颈项连耳之间，以及背脊之下至腰间，必有三五红点，此乃疹之报标。"（《疹科类编·论·发热诸症》）"报标"对麻疹早期诊断的意义，早为历代医家所重视。而如此生动细致的描述，非周密观察，反复实践，殊难为之。为了便于临床辨证治疗，武之望将麻疹的整个病程分为发热、见形、收后三期，又按病情轻重顺逆分为轻、重、不治三型，再依各期各型分述其辨证要点。这种分期分型辨证论治的方法，非常便于掌握，时至今日，仍为中医儿科所沿用。

需要指出的是，该书认为"疹痘之发，虽曰胎毒，未有不由天行戾气而发者"（《疹科类编·论·总论辨疹》）。这种认为麻疹是由外界传染病源引起的观点，较之吴又可1642年提出的"戾气说"要早25年，在当时无疑是有其进步意义的。

2. 精选疹症治方

武之望治疗疹症，一般是按各期各型辨证的不同，分别立法，精选方药。如发热期总的治疗原则是"用药以表散之"，具体运用上又根据病情及天时岁气的不同，分别采用辛凉（防风解毒汤）、辛温（升麻解毒汤）、辛寒（黄连解毒汤）等法，以解毒发散、祛邪外出。见形期，则以疹色的红、白、赤、紫、黑为主辨证分析，分别选用化斑汤、人参白虎汤、养荣汤、六一散、四物汤，加柴胡、干葛、红花、牛子等随证施治。收后期，正气已虚，毒邪未清，治疗相对棘手。武之望则因证而议，随证出方，诸如疹后呕吐、发热、午后发热、消瘦骨蒸、疹后烦躁、壮热、惊悸昏乱、烦躁谵语狂乱、疹后微嗽、顿嗽或喘咳胸高，以及疹后失血、不食、痈毒、泻痢等症，均有对证之方，其方可谓备矣。

武之望所精选的治疹之方，一般组成合理，用药规范，疗效比较肯定。如"治痘疹初发热，疑似未明"的升麻葛根汤，方出宋阎孝忠的《阎氏小儿方论》，是治疗痘疹未发，或发而不透，身热头痛的名方。治疗受风寒疹不出的发散风寒汤、治疑似麻疹的升苏散、解毒和中的升芍汤等，均系在升麻葛根汤的基础上加减化裁而成，只要用之对证，自当不无效验。武之望还选用了不少确有效验的单验方。如治疗疹闭出迟的胡荽酒，用芫荽四两切细，好酒二盏先煎数沸，入芫荽再煎，用物盖定，勿令泄气，候温，周身喷之（勿喷头面）即出。此法简便易行，疗效可靠，至今仍为陕西关中一带民间所传用。

3. 纵论儿科杂证

在麻疹等传染病的兼证中，几乎可以看到绝大部分儿科杂病，诸如痰饮喘咳、呕吐腹胀、惊风抽搐、疳积出血等。武之望对作为疹症兼证出现的儿科常见疾病，也有既博而详、又赅而精的论述。

咳嗽是麻疹最常见的合并证，也是儿科最常见的呼吸系疾病。武之望认为，凡疹前后咳嗽，皆系热毒伤肺，不可轻视。在具体治疗上，一般咳嗽用钱氏泻白散清解，疹退之后的微咳可用清肺散加三味消毒饮，顿咳则宜麦冬清肺饮加连翘。若见胸高如龟，肩耸而喘，口鼻出血，摆手摇头，面色或白或青，或红而色枯黯者，不可治。"胸高如龟，肩耸而喘"，显然已是肺炎喘嗽之明证，在当时的条件下，确实已很难治愈。

惊搐一证发病紧急，既是麻疹的主要变证之一，也常见于多种儿科疾病之中。武之望分设当归养血汤（当归、川芎、生地黄、麦冬、栀子、木通、甘草、竹叶、灯心）与黄连安神丸（黄连、当归、龙胆草、石菖蒲、茯苓、全蝎）二方。此二方一虚一实，一急一缓，寓镇惊息风于清热养血之中，取"血行风自灭"之义，构思精审，与一般镇惊方不同。要用之对证，对其他疾病所致的惊搐，亦当有较好的疗效。

    泄泻亦为儿科常见疾病，麻疹合并泄泻者，每易导致阴液亏耗，毒邪内陷，乃至发生种种变证。武之望分新、久、寒、热、伤食、伤冷等论治泄泻，分别采用四苓汤加木通、理中汤、豆蔻丸、三苓六一散、柴苓汤等治疗。其治疗原则和选用方药，对其他原因所致的小儿泄泻之证同样是适用的。

武之望

临证经验

一、细审轻重缓急 🦢

正如武之望在其著作《济阳纲目》序中所言："如偶尔之风寒暑热，内外感伤，与治法之轻重缓急，君臣佐使，所谓呼吸存亡之变，等于用兵，转盼补救之功，同于澍雨者，又胡可轻哉！"武之望在其著述中，融汇百家，悉情尽变，在治疗疾病时重视根据病情轻重缓急选择方药。

（一）结合病情轻重选方

因为正气强弱与邪气浅深的差别，同一病证在临床上常有轻重之分，武之望据其精选不同方剂对证治之。如治疗血涩经闭，有轻方重方之分。轻方选药相对平和且多选散剂，选方如：温经汤，治经道不行，绕脐寒疝痛彻，其脉沉紧。此由寒气客于血室，血凝不行，为气所冲，新血与故血相搏，所以作痛，药用当归、川芎、芍药、官桂、牡丹皮、莪术、人参、牛膝、甘草；红花当归散，治妇人经候不行，或积瘀血，腰腹疼痛，及室女月经不通，药用红花、当归尾、紫葳、牛膝、苏木、甘草、赤芍、刘寄奴、桂心、白芷；瑞金散，治妇人血气撮痛①，月经不行，药用片姜黄、当归、赤芍、川芎、牡丹皮、莪术、延胡索、官桂、红花；土牛膝散，治妇人室女血闭不通，五心烦热，药用土牛膝、当归尾、桃仁、红花；当归散，治血脉不通；琥珀散，治心膈迷闷，腹脏撮挛痛，气急气闷，月信不通等疾，药用天台乌药、当归、莪术。重方选药峻猛，常用大黄、水蛭、虻虫、斑蝥等破血消癥药物配合麝香、细辛、木香等芳香走窜药物相配伍，如：通经丸，治经闭不通，及血块疼痛，药用归尾、桃仁、大黄、牡丹皮、干

---

① 撮，有聚合、聚拢之意，撮痛指胀痛、满痛。

漆、肉桂、牛膝、莪术、三棱、麝香、皂角、芫花；产宝方，治月经不通，腹中痛，药用牛膝、大黄、桃仁、细辛、川芎、当归、水蛭；千金桃仁煎，治血积癥瘕，月水不行，药用大黄、桃仁、朴硝、虻虫；斑蝥通经丸，治经候闭塞，亦治干血气，药用斑蝥、桃仁、大黄。又如治疗湿热带下，轻方选：清白散、解带散、樗皮丸、胜湿丸、苍曲樗皮丸、侧柏樗皮丸、苦楝丸、四神丸等；重方选万安散、大圣万安散、宣明导水丸等。又如同治儿科麻疹出迟，轻者用泻白消毒散发之，药用桑白皮、地骨皮、牛蒡子、荆芥穗、桔梗、浮萍、甘草；重者用加味金沸草散发之，药用旋覆花、麻黄、前胡、荆芥穗、赤芍、半夏、鼠粘子、浮萍、甘草。

（二）结合标本兼证选药

临床常见内伤外感兼见或标证本证兼见情况，许多疾病尚有"久暴"之不同，即缓急之区别，这种情况应正确权衡病情缓急，给予相应治疗。初学者往往难以恰当把握，故为方便临床正确处理，武之望参阅大量资料，对此进行阐发。

如对内伤外感兼见情况，提出："苟或内伤外感兼病而相挟者，则其脉证必并见而难辨，尤宜细心求之。若显内证多者，则是内伤重而外感轻，宜以补养为先。若显外证多者，则是外感重而内伤轻，宜以发散为急。""凡内外兼证，或内伤重而外感轻者，为内伤挟外感证，治法宜先补益而后散邪，或以补中益气为主治，加散邪药。当以六经脉证参究，各加本经药治之。或外感重而内伤轻者，为外感挟内伤证，治法宜先散邪而后补益，或以辛凉等解散药为君，而以参、术、茯、芩、芎、归等药为臣佐，是其治也。"（《济阳纲目·卷十·内伤》）

对标证本证兼见情况，如在中风治疗中提出，风证皆痰为患，故治以开关化痰为先，急则祛风，缓则顺气，久则活血。如真气渐复，痰饮渐消，或有风邪未退，羌活愈风汤调之。实者川芎茶调散，虚者万宝回春汤，不可全以风治也。

在病证"久暴"方面，如武之望对"暴泻""久泻"的处理，在暴泻方面，提出："夫暴注，泻水不已。《内经》曰：注下也，注下水利也。暴速甚者属火，宜用水调甘露饮、五苓益元散，或以长流水煎，放冷凉服。凉膈通圣亦能治之。慎不可骤用罂粟壳、干姜、豆蔻之类，纵泻止，亦转生他疾，止可分阴阳，利水道而已。"（《济阳纲目·卷二十二·泄泻》）久泻方面，则提出脾泻已久，大肠不禁，此脾气已脱，宜急涩之，以赤石脂、肉豆蔻、干姜之类。久病大肠气泄，用熟地黄半两，炒白芍、知母各三钱，升麻、干姜各二钱，炙甘草一钱，为末，粥丸服之，仍用艾炷如麦粒，于百会穴灸三壮。如久泻，谷道不合，或脱肛，此元气下陷，及大肠不行收令而然，用白术、芍药、神曲、陈皮、肉豆蔻、诃子肉、乌梅为丸，以四君子汤加防风、升麻煎汤送下。

二、详辨寒热虚实

武之望在《济阴纲目·自序》中阐明其著书的宗旨："盖证各有论，其寒热虚实及标本浅深之致，颇悉其情，而各有方。其于温凉补泻及缓急轻重之宜，亦尽其变。庶览者不难因论识病，因病取方，一展卷而犁然指掌，即庸工下医，亦可随手而取效也。"在其著作中处处都体现了这个宗旨。

（一）根据寒热虚实分别论治

如针对临床上的一些常见病证，武之望在列举常用的通治方外，强调根据寒热虚实细加分辨，已达到"即庸工下医，亦可随手而取效"之目的。如治疗常见的食积腹痛，就细分为治冷积、热积、虚弱食积等三种。冷积腹痛选香砂平胃散、异香散、丁香脾积丸；热积腹痛选枳实大黄汤、木香槟榔丸、神妙列仙散；治虚弱食积腹痛，认为宜补泻兼施，选加味二陈汤、苍术丸等。

（二）分层次论治寒热虚实

临床上尚有一些病证虚实寒热难于分辨，对于这些病证，无论大小，武之望皆细加分辨，各选方剂治疗。如：治疗虚热口疮，则细分为阳气虚有热、阴血虚有热、气血两虚有热等类型。阳气虚有热者，治方如清心莲子饮，治口舌生疮，烦躁作渴，小便赤涩，口干便浊，夜间安静，昼则举发；此热在气分，药用石莲子、人参、黄芪、茯苓、柴胡、黄芩、麦门冬、地骨皮、车前子、甘草。清热补气汤，治中气虚热，口舌如无皮状，或发热作渴，药用人参、白术、茯苓、当归、芍药、升麻、五味子、麦门冬、玄参、甘草，如不应加炮姜，更不应加附子。人参理中汤，治口舌生疮，饮食少思，大便不实，或畏寒恶热，作呕腹痛；此中气不足，虚火炎上，药用人参、白术、煨干姜、炙甘草；若四肢逆冷，或呕吐泄泻，加附子。香砂六君子汤，治口舌生疮，服凉药过多，以致食少作呕，或中气虚热所致；以人参、白术、茯苓、半夏、陈皮、藿香、砂仁、炙甘草、生姜为主。人参安胃散，治胃经虚热，口舌生疮，喜热饮食，药用人参、白茯苓、黄芩、芍药、陈皮、炙甘草、黄连。七味白术散，治虚热口舌生疮，不喜饮冷，吐泻口干，药用人参、白术、白茯苓、炙甘草、木香、藿香、干葛。阴血虚有热口疮治方，如：清热补血汤，治口舌生疮，体倦少食，日晡益甚，或目涩热痛，此热在血分也。药用熟地黄、当归、川芎、芍药、玄参、柴胡、牡丹皮、黄柏、知母、五味子、麦门冬。四物二连汤，治血虚发热，口舌生疮，或昼寒夜热，药用当归、生地黄、白芍、川芎、黄连、胡黄连。气血两虚有热者，选用当归补血汤，治口舌生疮，血气俱虚，热渴引饮，目赤面红，其脉洪大而虚，重按全无，药用黄芪一两、当归二钱。

又如，武之望对因燥而致的带下病，还细分为真阴虚者及枯涸滞着者。认为真阴虚者应选"补肾水"之方，如：丹溪方治白带属真阴虚者，药用炙龟甲、栀子、黄柏、香附子、山茱萸、苦参、樗皮、贝母、白芍、干姜；《备急千金要方》治带下脉数，阴虚有热，药用枸杞根、生地黄；枯涸滞着者，用葵花、郁李仁之滑以润燥。其举例阐释说："一妇白带漏久，服诸药不效，诊得心胞尺脉极微，其白带流而不止，《脉诀》云：崩中日久为白带，漏下多时骨水枯。言崩中者，始病血崩不已，久下则血少，复亡其阳，故白滑之物，下流不止。是本经血海将枯，津液俱亡，枯干不能滋养筋骨，以本经行经药为引用为使；以大辛甘油腻之药，润其枯燥而滋益津液；以大辛热之气味，补其阳道，生其血脉；以苦寒之药，泄其肺而救其上热；伤气，以人参补之，以微苦温之药，佐而益元气，名曰补真固经汤：人参、干姜、黄芩、郁李仁、柴胡、甘草、橘皮、白葵花。"（《济阴纲目·卷一·赤白带下门》）

（三）综合寒热虚实选药组方

武之望认为，临床上有许多医生"往往操一二方以疗众病，一不应而技穷，斯法不备之过也"（《济阴纲目·自序》），故对一些按常规思路辨治效果不佳的病证，根据辨证论治原则，详辨寒热，选取方剂进行治疗。

如治眼发之后上热壅甚，白睛红，多眵泪，无疼痛而隐涩难开，认为此因服苦寒药过多，真气不能通九窍也。故指出眼昏花不明，宜助阳和血补气，选助阳和血汤，药用黄芪、蔓荆子、炙甘草、防风、当归身、白芷、升麻、柴胡，并嘱临卧热服。又如，避风寒，忌食冷物。如治冬月寒痰结，咽喉不利，语声不出者，多为寒气客于会厌，治选玉粉丸，药用半夏、草乌、官桂等。

对于月经过期不止，武之望认为"盖亦有血海虚寒而不禁者"，方如补中芎劳汤，治风虚冷热，劳伤冲任，月水不调，崩中暴下，产后失血过多，虚羸腹痛，或妊娠胎动下血，药用当归、炮干姜、川芎、熟地黄、黄芪、人参、炒杜仲、吴茱萸、炙甘草；茸附汤，药用干姜、鹿茸、当归、煅牡蛎、附子、肉桂、生龙骨。

淋证是以小便频数，溲中涩痛，痛引于脐，小腹窘急为主要特征，即俗称尿频、尿急、尿痛。《诸病源候论·淋证诸候》曰："诸淋者，由肾虚而膀胱热故也。"故医家多以三焦、膀胱和肾立论治疗。武之望通过文献回顾，在《济阳纲目》中用生附散、槟榔散、泽泻散治冷淋。如生附散，治冷淋，小便秘涩，数起不通，窍中疼痛，憎寒凛凛，多因饮水过度，或为寒泣，心虚气耗，皆有此证；药用生附子、滑石、瞿麦、半夏、木通。槟榔散，治冷淋，腹胁胀满，小便急痛，药用槟榔、木香、炒当归、母丁香、桂心、猪苓、龙脑。泽泻散，治冷淋，小便涩痛胀满，药用泽泻、苏叶、石韦、赤茯苓、蒲黄、当归、琥珀、槟榔、枳壳、桑螵蛸、官桂等。

另如，治胸中痞闷嘈杂，大便稀则胸中颇快，大便坚则胸中痞闷难当，不思饮食，证属寒热虚实错杂者，方选交泰丸，药用土炒白术、黄连、吴茱萸、麸炒枳实、当归尾、大黄，寒热虚实兼顾。此方妙在苦寒攻下之大黄，用当归、红花、吴茱萸、干漆各一两煎水，浸一昼夜，切碎，晒干，仍以酒拌晒，九蒸九晒，去其寒凉之性，而存其导滞通便之用，用药精当，可供临床参考应用。

三、汇总成方化裁

武之望根据其"摘其治方而方必尽治之变"的著书宗旨，对于临床上确切有效的一些经典方剂的加减化裁，广收博采，以供临床参考。如四物汤是临床各科最常用的方剂之一，问世千年以来，历代医家，广为应用，加减变通，种类百出。其中尤以妇科用之最多，据证加减，灵活运用，自能祛病，功效卓著，故有妇人血病之"主方""妇科要药""妇科圣方"的赞誉。武之望的《济阴纲目·调经门》，对四物汤在妇产科临床的运用，进行了一次较为全面的总结，归纳出四物汤的131种加减法，其中不仅包括在经带胎产病及杂病五大门类妇产科疾病中的加减运用，还特别指出四时以四物汤化裁在妇产科的临床应用。

四物汤：治妇人冲任虚损，月水不调，经病或前或后，或多或少，或脐腹痛，或腰足中痛，或崩中漏下，及胎前产后诸证。常服益荣卫，滋气血。若有他病，随证加减。当归、川芎、芍药、熟地黄。上锉，各等份，每服四钱，水煎服。

四物汤加减化裁：春，倍川芎；夏，倍芍药；秋，倍地黄；冬，倍当归。根据季节不同加减化裁。如：若春则防风，四物加防风倍川芎。若夏则黄芩，四物加黄芩倍芍药；若秋则门冬，四物加天门冬倍地黄。若冬则桂枝，四物加桂枝倍当归。

治月经失调兼血虚加减化裁：若血虚而腹痛，微汗而恶风，四物加术、桂，谓之腹痛六合；若妇人血虚，心腹绞痛不可忍者，去地黄，加干姜，名四神汤；若经水少而色和者，倍加熟地黄、当归；若血脏虚冷，崩中去血过多，加阿胶、艾；若妇人伤寒汗下后，饮食减少，血虚者，加黄芪、白术、茯苓、甘草，宜八物汤。

治月经失调兼气虚加减化裁：若气虚弱，起则无力，怔然而倒，加厚朴、陈皮，谓之气六合；若气冲经脉，月事频并，脐下多痛，宜倍芍药加黄芪；若气血俱虚，四物与四君子汤各半，名八珍汤，加缩砂仁保胎气，令人有子；若虚烦不得睡，加竹叶、人参；一方加黄芪、柏叶、阿胶、甘草、续断，治平常经血淋漓不断，或多或少，或赤或白，非时漏下，多服有效。

治月经失调兼风加减化裁：若风眩晕，加秦艽、羌活，谓之风六合；

若妇人筋骨肢节疼，及头痛脉弦，憎寒如疟，四物汤加羌活、防风；若因热生风者，加川芎、柴胡、防风；血弱生风，四肢痹疼，行步艰难，加人参、乳香、没药、麝香、甘草、五灵脂、羌独活、防风、荆芥、地龙、南星、附子、泽兰为末，蜜丸，木瓜盐汤下。

治月经失调兼热加减化裁：若发热而烦，不能睡卧者，加黄连、栀子，谓之热六合；若经水暴下，加黄芩；若经水如黑豆汁者，加黄芩、黄连；若虚热病，四物汤与参苏饮相合，名补心汤主之，添柴胡名五神汤，大能补虚退虚热；潮热，加黄芩、地骨皮、柴胡，一方加柴胡、干葛、黄芪、人参；虚热口干，加麦门冬、黄芩。虚渴，加人参、干葛、乌梅、瓜蒌根；虚而多汗，加煅牡蛎、麻黄根；虚寒潮热，加柴胡、地骨皮、白术、茯苓、甘草、秦艽、知母、黄芩、麦芽、贝母、人参、乌梅、枣子；若大渴，加知母、石膏。

治月经失调兼湿加减化裁：若中湿，身沉重无力，身凉微汗，加白术、茯苓，谓之湿六合；若流湿润燥，宜四物理中各半汤；若诸痛有湿者，四物加白术、天麻、茯苓、穿山甲，用酒煎服。

治月经失调兼虚寒加减化裁：若虚寒脉微自汗，气难布息，清便自调，加干姜、附子，谓之寒六合；补下元，加干姜、甘草；月水久闭，加肉桂、甘草、黄芪、姜黄、枣子、木通、红花；若虚寒似伤寒者，加人参、柴胡、防风。

治月经失调兼气滞加减化裁：若心腹胁下满闷，宜治气六合，四物加木香、槟榔；气筑，小腹痛，加延胡索。

治月经失调兼瘀血加减化裁：若经事欲行，脐腹绞痛，临经痛者，血涩也，加延胡索、苦楝、木香、槟榔；若腹中刺痛，恶物不下，倍加当归、芍药；经行腹痛，腰背痛，加芸薹、牛膝、红花、吴茱萸、甘草；若经水涩少，加葵花煎，又加红花、血见愁；若经血凝滞，腹内血气作疼，加广术、官桂等份；血滞不通，加桃仁、红花；月水不通，加野苎根、牛膝、红花、苏木；四物汤加甘草半两，为细末炼蜜丸，每两作八丸，酒醋共半盏煎汤，同化调下，名当归煎，去败血生好血。

治经期外感加减化裁：若经水适来适断，或有寒热往来者，先服小柴胡汤，以去其寒热，后以四物汤和之，如寒热不退，勿服四物，是谓变证，表邪犹在，不能效也，依前论中变证，随证用药调治；若发寒热，加干生姜、牡丹皮、柴胡；若寒热往来，加炮干姜、牡丹皮各二分半；四物与麻黄、桂枝、白虎、柴胡、理中、四逆、茱萸、承气、凉膈等，皆可作各半汤，不能阐述，此易老用药大略也。

治兼白带异常加减化裁：若赤白带下，宜香桂六合，四物汤加桂枝、香附，各减半；四物汤为细末，蜜炼丸，梧子大，空心米饮汤下三四十丸，治高年妇人白带良验；如白淫浊，加龙骨、地黄、当归；如漏下五色，研麝香好酒下；如鲜红，温酒盐汤下；如带下，加肉桂、蒲黄、百草霜、甘草、黑豆、白术、延胡索、白姜、龙骨，空心盐酒下；如白带，加白龙骨，酒下。

治兼积聚加减化裁：若妇人血积者，加广术、京三棱、桂干漆（炒烟尽）各等份；血风两胁筑痛，或盘肠成块，加大黄、荜茇、乳香；血风膨胀，加甘草、木香、枳壳、马兜铃、葶苈、紫苏、藿香、地黄，空心服。

治妊娠诸症加减化裁：受胎小肠气痛，加木香、怀香。胎前嗽，加枳壳、甘草、款冬、马兜铃、半夏、木通、葶苈子、人参、桔梗、麦门冬；胎气冲肝，腰脚痹，行步艰难，加枳壳、木通、连翘、荆芥、地黄、羌独、山栀、甘草、灯心，空心服；妊娠心烦，加竹茹一块，如有败血，则用当归近上节，易白芍以赤，熟地黄以生；安胎及漏下血，加阿胶、大艾、甘草、蒲黄（炒过）；一方加粉草、干姜、黄芪，日二三服，至二腊（以一七日为一腊），加阿胶、艾叶水煎服，名六物汤，胎前产后，每日可一二服；若胎动不安，下血不止，每服加艾叶五七片，更加葱白、阿胶末、黄芪，减四味之半，当归只用小半，如疾势甚者，以四味各半两细锉，以水四盏，熟艾六块，如鸡子大，阿胶五七片，煎至二盏半，去滓，分作四服，一日令尽；妊娠作恶生寒，面青，不思饮食，憔悴，加陈皮、枳壳、白术、茯苓、甘草；损孕下血不止，头痛寒热耳鸣，气血劳伤所致，加黄芩、荆芥、生地黄、赤芍、生姜。临产小腹紧痛，加红花、滑石、甘草、灯心、葵子。

治妊娠期间罹患伤寒加减化裁：若妊娠伤寒中风，表虚自汗，头痛项强，身热恶寒，脉浮而弱，太阳经病，宜表虚六合汤，四物汤四两，桂枝、地骨皮各七钱；若妊娠伤寒，头痛身热无汗，脉浮紧，太阳经病，宜表实六合，四物汤四两，麻黄、细辛各半两；若妊娠伤寒，中风湿之气，肢节烦疼，脉浮而热，头痛，此太阳标病也，宜风湿六合汤，四物汤四两，防风、苍术各七钱；若妊娠伤寒下后，过经不愈，温毒发斑如锦纹，宜升麻六合，四物汤四两，柴胡、黄芩各七钱；若妊娠伤寒，胸胁满痛脉弦，少阳头昏项强，宜柴胡六合，四物汤四两，柴胡、黄芩各七钱；若妊娠伤寒，大便硬、小便赤，气满而脉沉数，阳明太阳本病也，急下之，宜大黄六合，四物汤四两，大黄半两，桃仁十个；若妊娠伤寒，汗下后，咳嗽不止，宜人参六合，四物汤四两，人参、五味子各半两；若妊娠伤寒，汗下后，虚痞胀满者，阳明本虚也，宜厚朴六合，亦治咳嗽喘满，四物汤四两，厚朴、枳实各半两；若妊娠伤寒，汗下后，不得眠者，宜栀子六合，四物汤四两，栀子、黄芩各半两；若妊娠伤寒，身热大渴，蒸蒸而烦，脉长而大者，宜石膏六合，四物汤四两，石膏、知母各半两；若妊娠伤寒，小便不利，太阳本病，宜茯苓六合，四物汤四两，茯苓、泽泻各半两；若妊娠伤寒，小便不利，太阳本病，小便赤如血状者，宜琥珀六合，四物汤四两，琥珀、茯苓各半两；若妊娠伤寒，汗下后，血漏不止，胎气损者，宜胶艾六合，四物汤四两，阿胶、艾各半两；若妊娠伤寒，四肢拘急，身凉微汗，腹中痛，脉沉而迟，少阴病也，宜附子六合，四物汤四两，附子、桂各半两；若妊娠伤寒，蓄血证，不宜堕胎药下之，宜四物大黄汤，四物汤四两，生地黄、大黄（酒浸）各半两。

治产后诸症加减化裁：产后恶露腹痛不止，加桃仁、苏木、牛膝；产后腹痛，血块攻肠，加大艾、没药、好酒。若因产后，欲推陈致新，补血海，治诸疾，加生姜煎；若产后被惊气滞，种种积滞败血，一月内恶物微少，败血作病，或胀或疼，胸膈痞闷，或发寒热，四肢疼痛，加延胡索、没药、香白芷，与四物等份为细末，淡醋汤或用童便酒调下；如血风于产后乘虚发作，或产后伤风，头疼发热，百骨节痛，每四物汤五两，加荆芥穗、天麻、香附子、石膏、藿香各二钱五分，每服三钱，水一盏，煎至七分服；产后伤风头痛，加石膏等分，甘草减半。若产后虚劳日久，而脉浮疾者，宜柴胡四物汤，乃本方与小柴胡汤合用也；若产后诸症，各随六经，以四物与仲景药各半，服之甚效；产后虚急，发热烦闷，加生地黄；产后腹胀，加枳壳、肉桂。产后寒热往来，加柴胡、麦门冬；产后败血筑心，加地骨皮、芍药。产后潮热，加白术、北柴胡、甘草、牡丹皮、地骨皮；产后病眼，加北细辛、羌活、荆芥、菊花、甘草、木贼、石决明、草决明；产后浮肿，气急腹大，喉中水鸡声，加牡丹皮、荆芥、白术、桑白皮、赤小豆、大腹皮、杏仁、半夏、马兜铃、生姜、葱白、薄荷；产后失音不语，加诃子、人参、沙蜜、百药煎。产后闷乱，加茯神、远志；胎前产后痢后风，加乳香、龙骨、茱萸、木香、肉桂、苍术、牡丹皮、白薇、人参、甘草、泽兰、大椒、茴香，炼蜜为丸，木瓜酒下。

治其他妇人病加减化裁：经水过多，别无余证，宜黄芩六合汤，四物汤、黄芩、白术等份；经血淋漓不断，加莲蓬炒入药；阴阳交合经脉行，加赤石脂、黄芪、肉桂、百草霜、藕节、败棕灰、肉豆蔻、当归、木香、龙骨、白茯苓、白术、地榆；若血崩者，加生地黄、蒲黄；血成片，加地黄、藕节；血黑片，加人参、白术；若大便燥结，四物汤与调胃承气汤各半，名玉烛散；脏腑秘，加大黄、桃仁；滑泄，加官桂、附子；呕，加白术、人参；呕吐不止，加藿香，白术减半，人参再减半；呕逆，饮食不入，加白术、丁香、甘草、人参、缩砂、益智仁、胡椒；若咳嗽，加桑白皮、半夏、人参、生姜、北五味子、甘草；若水停心下，微吐逆者，加猪苓、茯苓、防己；若心腹胀满，加枳壳、青皮；虚汗，加麻黄根；汗多，加浮麦。

治其他病证加减化裁：肠风下血，加槐角、槐花、枳壳、荆芥、黄芩、大腹皮、茜草、地榆、石楠叶、白鸡冠花为散，煎一半为末，空心盐汤旧酒调下；鼻衄吐血，加竹青、蒲黄、藕节、半夏、丁香、诃子、桂花、红枣、飞罗面、白茅根、蚌粉；治老人风秘，加青皮等份；治疮疾，加荆芥，酒煎常服；奶痈，加连翘、慈菇子、茜草、白芷、葵白、荆芥、牛膝、山蜈蚣、乳香、没药、漏芦、生地黄；赤眼头风疾，加薄荷、清茶；赤眼生风，加防风、黄芩；风疮赤肿，加荆芥、牛蒡子、何首乌、甘草、防风、羌活、地黄、盐酒。脚肿，加大腹皮、赤小豆、茯苓皮、生姜皮。

四、精选单方验方

单方、验方，大多属于用药简便，疗效显著的民间简易方。对于这一部分民间医药的成果，武之望也刻意加以整理，酌情予以收录。

如治疗咳嗽，用百部根三十斤，捣绞取汁，煎之如饴，服方寸匕，日三服，据称可治三十年久嗽。此方出自《备急千金要方》，方中百部一味，早在陶弘景时代即名"嗽药"，历代本草认为其有温润肺气，止咳杀虫之效，现代多用以治疗风寒咳嗽、百日咳、肺结核、老年喘咳等。单用制成糖浆剂、丸剂，或以本药为主，配伍甘草、麻黄、紫菀、白果、黄芩等治疗老年性慢性支气管炎为取得良效。武之望还介绍了不少方法奇特的单验方，如"疗久嗽熏法"，系用款冬花少许，以蜂蜜拌花使之潮润，置于一密封而仅留一孔的铁制容器中，孔上装一小竹管；然后将盛有蜜制款冬花的铁制容器置于炭火上，待竹管中有款冬花烟自管中出后，即以口含筒，吸而咽之，直至烟尽。按此法类似于今之所谓熏法，使药物之气直达呼吸道而取止咳之效。设想将其略加改造，或直接用款冬花等作原料制成一种类似香烟的制品，使患者在吸烟的同时，得到这一简便有效的治疗，这对亿万因吸烟而致的气管炎为患者来说，岂非一件功德无量的善事。

又如，青桑叶治盗汗，夏枯草治小便出血及肠风下血，瓜蒂纳鼻中治黄疸，生姜汁蜜煎治呃噫不止等，均属构思精妙，疗效独特之方，值得进一步研究和开发。另外，在武之望著作中记录的为数不多的病案中，即有应用单验方的案例。如橘皮一物汤条，治吞酸诸药不效者，服之立愈。药物组成为：陈皮一两，上锉，水煎，食后服。武之望曰："余里一妇人，患吞酸，疗之经年不愈，一日酸不能忍，其夫漫取橘皮一掬，煎汤与之，立止。余官金陵时，一同僚妇患此，余令服此汤，其酸亦愈。真妙方也。"（《济阳纲目·卷十五·吐酸》）又如，"余官金陵时，每半夜后，喘促不能眠，累数月不愈，一日制此膏服之，日三四次，一二日顿止。天门冬膏，降火滋阴、清肺补肾之妙剂。天门冬一味，不拘多少，温水润透，去皮心，于砂锅内熬取汁，其滓用布绞滤，捣烂如泥，再用水熬，如此三次，将汁倾放一处，量入蜂蜜，以甘苦得中为度，再用慢火熬至稀糊样，瓷器收贮。每用一二匙，滚汤点服。"（《济阳纲目·卷三十一·喘急》）

下文精选武之望著作中的单验方，以供临床参考和借鉴。

（一）一味药单验方举隅

1. 豨莶丸

主治：中风，口眼㖞斜，时吐涎沫，语言謇涩，手足缓弱，骨节疼痛，此方主之良。

组成：豨莶草。

用法：上五月五日、六月六日、七月七日、九月九日收采，不拘多少，九蒸九晒，每蒸用酒蜜水洒之，蒸一饭久，曝干为末，炼蜜丸如桐子大。每服百丸，空心温酒、米饮任下。

2. 马鞭草散

主治：患喉痹，咽肿连颊，吐气数者。

组成：鲜马鞭草。

用法：捣取自然汁，每服咽一合许。

3. 射干方

主治：喉痹。

组成：鲜射干。

用法：不拘多少，捣烂取汁吞下，或动大府即解，或用酽醋同研取汁，噙引出涎，更妙。

4. 红花方

主治：喉痹壅塞不通。

组成：鲜红花。

用法：捣绞取汁一小升，服之，以瘥为度。如冬月无湿花，可浸干者，浓绞取汁，如前服之，极验。咽喉塞，服之皆瘥。

5. 蜜附子

主治：脏寒喉闭，吞吐不利。

组成：附子。

用法：附子切片、蜜涂，炙黄色，每含一片，咽汁，味尽再易一片。

6. 水芝丸

主治：真气虚弱，小便频数，日夜无度。

组成：莲子肉。

用法：莲子去皮，不拘多少，用好酒浸一二宿，猪肚一个，将莲肉入肚中，多半为度，水煮熟取出，切，焙干为细末，酒煮面糊丸如芡实大，每服五十丸，食前米饮下。

7. 鸡肶胵散

主治：遗尿失禁。

组成：鸡肶胵（即鸡内金）。

用法：上为末，每服二钱，空心温酒调服。

8. 山药方

主治：下焦虚冷，小便数损无力。

组成：生薯蓣半斤。

用法：刮去皮，以刀切碎，于铛中煮酒沸，下薯蓣，不得搅，待熟加盐葱白，更添酒，空腹服两三盏妙。

9. 丝瓜藤方

主治：鼻中时时流臭黄水，甚者脑亦时痛。

组成：丝瓜藤近根三五尺许。

用法：烧灰存性，为细末，酒调服之，即愈。

10. 五味子膏

主治：元阳不固遗精。

组成：北五味子（一斤）。

用法：上洗净，水浸一宿，以手揉去核，再用温水将核洗，取余味通用布滤过，入冬蜜二斤，慢火熬之，除砂锅斤两外，煮至二斤四两，成膏为度，待数日后略去火性，每服一二匙，白滚汤调服。

11. 金樱膏

功效：养精益肾，活血驻颜。

组成：金樱子（经霜后取）。

用法：上用竹夹夹摘，先杵去刺，勿令损，以竹刀切作两片，刮去腹内子毛，用水洗过，捣烂，置砂锅内，水煎至半耗，取出滤去粗，仍以文武火熬似饴，每服一匙，酒调服。

12. 樗皮丸

主治：房劳内伤气血，精滑不时，或作梦遗。

组成：樗根白皮（炒）。

用法：上为末，酒糊丸如桐子大，每服五七十丸，空心盐汤下。

13. 黄连丸

主治：消渴饮水无度，小便频数。

组成：黄连，净半斤，用无灰好酒浸一宿，次日蒸一伏时，取出晒干用。

用法：上为细末，滴水丸如桐子大，白汤下五六十丸。

14. 鹿角散

主治：消中，日夜尿七八升者。

组成：鹿角。

用法：炙令黄焦为末，以酒服五分，七日三次，渐加至方寸匕。

15. 大黄一物汤

主治：癫狂邪盛气实者，以此泻之。

组成：大黄四两，酒浸一宿。

用法：上以水三升，煎分三服，频服。

16. 苦参丸

主治：狂邪发作无时，披头大叫欲杀人，不避水火。

组成：苦参。

用法：为末，炼蜜丸，如桐子大，每服十五丸，煎薄荷汤下。

17. 单槟榔散

主治：肠胃有热，大便秘涩。

组成：槟榔。

用法：为末，每服二钱，蜜汤调下。

18. 单人参汤

主治：气虚呕吐。

组成：人参二两。

用法：水三盏煎至八分，热服。兼以参汁煮粥食。若卒吐呕逆，粥饮入口即吐，困弱者，为丸服之，翻胃亦宜。

19. 单生姜丸

主治：寒嗽。

组成：鲜生姜。

用法：切作薄片，焙干为末，糯米糊丸如芥子大，空心米饮下三十丸。

20. 蚯蚓方

主治：热疾，不知人事，欲死者。

组成：活蚯蚓。

用法：五七条研烂，投凉水一碗，搅匀澄清，去泥滓饮水。

21. 单蒺藜散

主治：风虚牙齿疼痛，龈根动摇，常用擦漱，大能固齿。

组成：白蒺藜。

用法：生为末，擦牙。或煎水，入盐一捻，带热时时漱之，久则大效。一方为粗末，每服五钱，用淡浆水半碗煎至七八沸，去渣，入盐末一撮，带热时漱之。

22. 芩心丸

主治：妇人四十九岁以后天癸当住，每月却行，或过多不止。

组成：黄芩（心，枝条，二两，米泔浸七日，炙干，又浸又炙，如此七次）。

用法：上为末，醋糊丸，如桐子大。每服七十丸，空心温酒下，日进二服。

23. 大黄膏

主治：妇人干血气。

组成：川大黄四两。

用法：为末，用酽醋熬成膏子，丸如鸡头大，每服一丸，酒化开，临卧温服。大便利一二行，红脉自下，是调经之仙药也。

24. 厚朴方

主治：月水不通，屡试有验。

组成：厚朴。

用法：姜汁炙香细切，浓煎去渣，空心服，不过三四剂瘥。

25. 香附子散

主治：血崩不止，或成五色。亦治产后腹痛，及小产血不止。大是妇人仙药，常服益血调气。

组成：香附子（不拘多少，舂去毛，中断之，略炒）。

用法：为细末。每服二钱，清米饮调下，能止血；好酒调下，能破积；冷气，姜汤下；带下，艾汤入醋少许下。

26. 地榆膏

主治：赤白带下。

组成：地榆（一斤）。

用法：用水三升，煎至一半，去渣，再煎如稠饧，绞净，空心服三合，日二服。

27. 大黄汤

主治：少年强壮人，气实有痰，头痛如破，或头晕而重。

组成：大黄（酒拌炒干）。

用法：为细末，茶清调下二三钱。

（二）二味药单验方举隅

1. 青蒿桂枝方

主治：久疟。

组成：青蒿、桂枝。

用法：上两味各为末，如寒多倍桂蒿少，热多倍蒿桂少，三七分互用，各以生姜二两连皮捣汁，和热酒调服，以衣被盖卧，即愈。

2. 黄芪六一汤

主治：诸虚不足，胸中烦悸，常消渴，或先渴而欲发痈疽，或病痈疽而作渴，并宜服之。

组成：黄芪六两（蜜炙），甘草一两（炙）。

用法：上每服三钱，水煎服。

3. 荆黄汤

主治：咽喉肿痛，大便秘结，风热结滞生疔疮。

组成：荆芥四钱，大黄一钱。

用法：水煎，空心服。

4. 润肠汤

主治：虚弱者或老人大便闭结。

组成：蜂蜜一两，香油五钱，朴硝一撮。

用法：上合一处，水一钟煎数沸，温服。

5. 槐胆丸

主治：不问远年近日痔疮，服之如神，久服黑发固齿。

组成：槐角、牛胆。

用法：十月上巳日拣肥实槐子，用瓦盆如法固济埋背阴墙下，约两三尺深，预先取黑牛胆五六个，腊月八日取前槐子装在胆内高悬阴干，至次年清明日取出，瓷器收贮，每空心白汤下一粒，二日二粒，渐加至十五粒止，以后一日递减一粒，周而复始。

6. 二胡散

主治：冷气，心腹痛，腹中急痛。

组成：延胡索、胡椒各等份。

用法：上为细末，每服二钱，食前，温酒调服。

7. 杏仁煎

主治：老人久患咳嗽不已，睡卧不得者，服之立效。

组成：杏仁（去皮尖，炒）、胡桃肉（去皮）各等份。

用法：上两味共碾为膏，入炼蜜少许，搜和得所，丸如弹子大，每服一丸，食后细嚼，姜汤下。

8. 玄归散

主治：月经壅滞，脐腹绞痛。

组成：当归、延胡索各等份。

用法：上为粗末。每服三钱，加生姜三片，水煎，稍热服。

9. 甘胆丸

主治：吃醋呛喉，因成咳嗽不止，诸药无效。

组成：甘草、猪胆汁。

用法：用甘草二两去赤皮，作二寸段，中劈开，用猪胆汁五枚浸三日，取出，火上炙干，为细末，炼蜜丸，每服四十丸，茶清吞下，神效。曾有人患此，诸药不效，用此方一服愈。

（三）辨证应用单验方举隅

武之望在应用单验方时，不只对症治疗，还尽量采用辨证论治的方法，提高其针对性。如治疗临床常见的"心痛"（相当于现代的胃痛、腹痛），辨证选取多个单验方治疗，列举如下。

1. 寒心痛

（1）梅硫丸

主治：心痛。

组成：冰梅一个（去核），生硫黄（为末）。

用法：上药相和捣匀，以可丸为度作一丸，白汤下，立愈，病不再作。此方酸热以收散寒，凡服辛剂反甚者，改服酸剂，立愈。

（2）二姜丸

主治：心腹冷痛，暖胃消痰。

组成：炮干姜、良姜各等份。

用法：上药为细末，面糊丸如桐子大，每服三五十丸，食后橘皮汤下。

2. 热心痛

（1）栀姜饮

主治：胃热作痛。

组成：山栀子十五枚（研碎，炒），川芎一钱。

用法：上加生姜五片，水煎热服，如用此及劫痛药不止者，须用玄明粉一钱，服之立效。

（2）黄连六一汤

主治：多食煎炒，或烧饼米腻等物，致热郁胃口而痛者，甚效。

组成：黄连六钱，炙甘草一钱。

用法：上锉，作一服，水煎服。

（3）连附六一汤

主治：胃脘痛甚，诸药不效者，热因热用也。

组成：黄连六钱，附子一钱（炮，去皮脐）。

用法：上锉，作一服，加生姜三片，大枣一枚，水煎稍热服。

（4）栀萸丸

主治：气实心痛。

组成：山栀仁三两（炒焦），吴茱萸、香附各五钱。

用法：上为末，蒸饼丸如花椒大，每服二十丸，生地黄酒洗，同生姜煎汤服。

（5）金铃子散

主治：热厥心痛，或发或止，久不愈。

组成：金铃子、延胡索各一两。

用法：上为末，每服三钱，酒调下，温汤亦可。

3. 气滞血瘀心痛

（1）散痛丸

主治：心气痛不可忍者。

组成：陈茶一两，乳香五钱。

用法：上为细末，用腊月兔血和丸如芡实大，每一丸，淡醋汤下。

（2）没药散

主治：一切心肚疼痛，不可忍者。

组成：没药、乳香各三钱，穿山甲五钱，木鳖子四钱。

用法：上为细末，每服半钱至一钱，酒煎温服。

（3）失笑散

主治：心气痛，小肠气痛不可忍。

组成：蒲黄、五灵脂各等份。

用法：上为末，每服二钱，先以醋调成膏，入水一盏，煎，食前热服。

（4）手拈散

主治：心脾气痛。

组成：草果、延胡索、五灵脂、没药、乳香各等份。

用法：上为细末，每服三钱，空心温酒调服。

（5）桃仁承气汤

主治：因平日喜食热物，以致死血留于胃口作痛。

组成：大黄一两，桃仁五钱，芒硝、官桂各三钱，甘草二钱半。

用法：上锉，每服一两，水煎服。

五、推崇食疗食治

武之望重视脾胃学说。其曰："脾胃者，属乎中州土也，消化水谷，荣养五脏六腑，四肢百骸，此土能生万物之义也。经云：饮食入胃，游溢精气，上输于脾，脾气散精，上归于肺，通调水道，下输膀胱，水精四布，五经并行，合于四时五脏，阴阳揆度，以为常也。凡人之生，皆以胃气为本。又经曰：谷入于胃，脉道乃行。水入于经，其血乃成。又曰：安谷则昌，绝谷则亡。则脾胃岂可以不保养乎。保养之法，在乎调其饮食，适其寒暄，时其饥饱，不以生冷伤之，不使寒暑侵之。"（《济阳纲目·卷十二·脾胃》）因此在其著作中非常重视食疗食治，常用蒸糕、膏滋、散、羹粥等剂型，选方精当，用法翔实，仍值得当代借鉴应用，故择取部分典型方剂，介绍如下。

（一）蒸糕剂

1.参苓造化糕

主治：脾胃虚弱。

组成：人参、白茯苓各四两，白术、莲肉（去心）、山药、芡实各三两。

用法：上为细末，用粳米粉一斗入砂糖调匀，如法蒸糕食之。

2. 理脾糕

主治：脾胃虚弱。

组成：百合、莲肉、山药、薏苡仁、芡实、白蒺藜各一升。

用法：上为末，用粳米粉一斗二升、糯米粉三升、砂糖一斤调匀，蒸糕晒干，常食。

3. 白雪糕

主治：内伤及虚劳泄泻者。

组成：大米、糯米各一升，山药、莲肉（去心）、芡实各四两，白砂糖一斤半。

用法：上为细末，搅匀入笼蒸熟，任意食之。

4. 五香糕

主治：脾胃虚弱。

组成：芡实四两，白术、茯苓各二两，人参一两，砂仁一钱。

用法：上为细末，用白粳米和糯米粉一斗、白糖一斤，拌匀，上甑蒸熟，食之。

5. 二仙糕

主治：养脾胃，益肾水，壮阴，固齿黑发。

组成：人参、白茯苓、莲肉（去心皮）、山药、芡实仁各半斤，糯米一斗，粳米三升半，蜜白糖各半斤。

用法：上为细末，和匀，将蜜糖熔化，和末掺揉得宜，用小木笼炊蒸之，上以米一撮成饭，则糕成矣，取起画作棋子块，慢火上烘干，作点心或作末，贮瓷器，每早一大匙，白沸汤调下，百日内见效，妙殊不尽。

6. 九仙王道糕

功效：养精神，扶元气，健脾胃，进饮食，补虚损，生肌肉，除湿热。

组成：莲肉（去皮心）、山药（炒）、白茯苓（去皮）、薏苡仁各四两，大麦芽（炒）、白扁豆（炒）、芡实（去壳）各二两，柿霜一两，白糖二十两。

用法：上为细末，入粳米粉五升，蒸糕晒干，不拘时任意食之，米汤送服。

（二）膏滋剂

1. 参术调元膏

功效：扶元气，补脾胃，进饮食，润肌肤，生精脉，补虚羸，救危急。

组成：白术一斤，人参四两。

用法：上二味俱锉成片，入砂锅内用净水十碗熬汁两碗，滤出渣，又熬取汁两碗，去渣，将前汁共一处滤净，文武火熬至两碗，加蜜半斤，再熬至滴水成珠为度，土中埋三日取出，每日服三四次，白米汤送下。

2. 补真膏

功效：大补真元。

组成：人参（去芦）四两，山药（蒸熟，去皮）、芡实（水浸三日，去壳皮，蒸熟）、莲肉（水浸，去心皮）、红枣（蒸熟，去皮核）、杏仁（水泡，去皮，蒸熟）、核桃肉（水浸，去皮）各一斤，沉香三钱（研为末），酥油一斤，蜂蜜六斤。

用法：上前八味为细末，后将酥油和蜜蒸化和一处，搅匀如膏，盛入新瓷罐内一斤为度，用纸封固，勿令透风，每日清晨用白滚汤调服数匙，临卧时又一服。忌铁器。

3. 玄霜雪梨膏

主治：生津止渴，除咯血吐血嗽血久不止，及治劳心动火，劳嗽久不愈，消痰止嗽，清血归经。

组成：雪梨六十个（去心皮，取汁二十钟，酸者不用），藕汁十钟，鲜生地十钟（捣取汁），麦门冬五钟（捣烂煎汁），萝卜汁五钟，茅根汁十钟。

用法：上六汁，再重滤去渣，将清汁再入火煎炼，入蜜一斤，饴糖半斤，姜汁半酒盏，入火再熬如稀糊，则成膏矣。如血不止，咳嗽，加侧柏叶，捣汁一钟，韭白汁半钟，茜根汁半钟，俱去渣，入前汁内煎成膏服之。

4. 八仙膏

主治：噎食。

组成：生藕汁、生姜汁、梨汁、萝卜汁、甘蔗汁、水果汁、竹沥、蜂蜜。

用法：上各取一盏，合和一处，饭甑蒸熟，任意食之。

5. 秘传润肠膏

主治：治膈噎，大便燥结，饮食良久复出，及朝食暮吐，暮食朝吐者，其功甚捷。

组成：威灵仙新者四两（捣汁），姜四两（捣汁），真麻油二两，白砂蜜四两（煎沸，掠去上沫）。

用法：上四味，同入银石器内搅匀，慢火煎，候如饧，时时以箸挑食之。一料未愈，再服一料，决效。

（三）散剂

1. 补脾助元散

功效：大补脾胃元气，令人能食，老年者最宜。

组成：白术三两（米泔浸一宿，晒干，铜锅内隔纸炒过），白茯苓（坚实者，去皮）、陈皮（去白）各一两，莲肉一两半（去心），大麦芽五钱

（炒，取面）。

用法：上杵为细末，和匀，入白糖霜二钱，瓷器盛贮，常安火边，空心或食远白汤下两三匙。

2. 食疗养脾法

功效：养脾胃，润心肺，美饮食，止呕吐。

组成：绿豆二升，糯米一升五合（俱炒香熟），家莲子五合（去心，微炒），陈麦面八两（炒熟），白术二两（无油者微炒）。

用法：上各依法炒令香熟，除面俱和一处，用石磨磨罗过，每日清晨一次用两许，以姜蜜汤调下，但宜食前服。

3. 神丹

功效：实肠胃，进饮食，常食代食物。

组成：莲肉一升（去心炒），江米一升（炒）。

用法：上共为细末，加白糖三四两再研匀，每日不拘次数，或干食，或米汤调下，任意用之，亦不足多少，常时忌生冷鸡鱼羊肉厚味。

4. 养元散

主治：泄泻，饮食少进。

组成：糯米一升，入山药末一两，胡椒末少许。

服法：糯米一升水浸一宿，滤干燥，慢火炒令极熟，为细末，入山药末一两、胡椒末少许，和匀，瓷罐收贮，每日侵晨用半盏，再入砂糖二匙，滚汤调服。其味极佳，且不厌人，大有滋补。久服之，其精寒不能成孕者，亦孕之。

（四）羹粥剂

1. 鹿肾粥

主治：肾气虚损耳聋。

组成：鹿肾一对，粳米二合。

用法：鹿肾去脂膜，切于豉汁中，入粳米二合和煮粥，入五味如法调和，空腹食之，作羹及酒并得。

2. 紫苏麻仁粥

功效：顺气，滑大便。

组成：紫苏子、麻子仁。

用法：上两味不拘多少研烂，水滤取汁，煮粥食之。

3. 韭汁牛乳饮

主治：胃脘有死血，干燥枯槁，食下作痛，翻胃便秘。

组成：韭汁、牛乳各等份。

用法：上两味，合一处，时时呷之。

六、注重外治疗法

中医外治法，是与内服药物治病相对而言的一种治疗方法，指将适当的药物施用于机体某一特定的部位，以治疗局部或全身性疾病的一种治疗方法。在我国现存最早的医书《五十二病方》中，就载有膏剂敷贴法、散剂烟熏法、药浴法等外治法。在张仲景所著的《金匮要略》一书"妇人杂病脉证并治"一节中，就有用矾石、杏仁等作为丸剂，纳入阴中，以治疗妇人经水闭不利，脏坚癖不止，中有干血，下白物等证的记载。外治法以其便捷、安全、有效的特性而受到历代医家的重视并应用于临床实践。武之望对中医外治法及其临床应用非常重视，其著作中集中反映了明代及明代以前外治方面的成就。

（一）熏洗法

熏洗法，系将药物煎汤，用以熏蒸、浸泡、淋洗患病部位的一种外治方法。武之望应用此法，主要用以治疗带下、崩漏、阴疮、阴肿、阴痒、疝痛、脚汗、瘫痪、痔瘘、项强等疾病。如：用茱萸煎汤（吴茱萸、杜仲、蛇床子等）煎数沸，乘热熏下部，早、晚两次熏洗，治下焦虚冷，脐腹疼痛，带下五色，月水崩漏，淋沥不断。用黄芩汤洗方（当归、大黄、黄芩、川芎等）等煎汤淋洗，治湿毒浸淫的阴疮痒痛。用蛇床子、白矾、枸杞根等物作汤外洗治阴痒。用雄黄散（雄黄、白矾、甘草）煎洗治阴肿大如斗，核痛。用五叶散（枇杷叶、野紫苏叶、椒叶、苍耳叶等）煎汤浴洗，治疗疝气疼痛。用白矾、干葛煎汤浴洗治脚汗。用蓖麻一味，秋夏用叶，春冬用子，置大锅上，蒸半熟取起，先将绵布数尺双摺浸入汤内，取出乘热敷患处，却将前药热铺布上一层，候温，再换热药一层，如此蒸换，必以换者汗出为度，治风湿瘫痪。又载漏疮孔中多有恶秽，常须避风洗净，可用露蜂房、白芷、大腹皮、苦参等煎汤洗治之。用五味子、朴硝、白芷、细辛、黄柏、黄连等煎汤盛坛内，以痔坐坛口，着实熏之，待汤温洗患处治疗痔疮。又载穿地作坑，烧令通赤，以水洒之令冷，纳生桃叶铺其席下，卧之，令项在叶上，以衣着项边，令气上蒸，治疗项强不得顾视。

（二）纳入法

纳入法系将药物制成膏、丸、末、锭等，纳入阴道、鼻、耳等孔窍，以治疗局部或相关疾病的一种外治方法。武之望认为，大抵月水不通，赤白带下，多因子宫不洁，服药难效，下取易痊，且速效而不伤脏气也。故在《济阴纲目》中应用常用纳阴的方法治疗经闭、阴痒、不孕、带下等病证。如用掌中金丸（穿山甲、葶苈、白附子、皂角、草乌等为细末，以生葱绞汁和丸弹子大）治疗干血气之闭经。用蚺蛇胆、雄黄、硫黄等为末，猪脂和膏，故布作缠子，如指长一寸半，涂上药纳阴中，治疗阴痒不止。用母丁香、附子、肉豆蔻等为末，糊为软丸，绵裹纳阴中以治宫冷不孕。用坐药龙盐膏（延胡索、炒黄盐、全蝎、枯矾等制成）绵裹留丝在外，纳阴户内，治带下。

武之望应用纳鼻的方法治疗喉痹、鼻塞、鼻息肉等病证。如用巴豆去皮，以绵子微裹，随左右塞于鼻中，治走马喉痹；用菖蒲散（菖蒲、皂角）绵裹塞鼻中，仰卧少时治鼻内窒塞不通，不得喘息；用通草散（木通、细辛、附子）治鼻息肉，气息不通，不闻香臭。武之望应用纳耳的方法治疗耳聋、压痛等病证。如用鸣聋散（磁石、穿山甲）用新绵裹塞于所患耳内，口中衔少生铁，觉耳中如风雨声即住，治耳聋久不闻者。用雄黄定痛膏（硝石、雄黄、细辛、皂角）同大蒜一处捣为膏，绵裹，左旁牙痛，放在左耳，右疼放右耳内，良久，痛止取出治疗牙痛。

（三）外敷法

外敷法，系指将药汁、散、膏或新鲜药物捣烂外敷患处或相关部位的外治方法。根据具体用法的不同，武之望应用敷药法又有调敷、摊贴、点涂之区别。

1. 调敷

调敷是指将药物用药汁、酒、动物血等调成膏状外敷的方法，主要用此法治疗阴痔、产难、口眼㖞斜等病证。如朴硝为末，黄荆柴烧沥调敷患处，治疗阴痔；用寒水石、朱砂同研如深桃红色，用井花水调如薄糊贴敷脐心，以治产难横逆；用天南星、白及、草乌头、僵蚕为末，用生鳝血或生姜自然汁调成膏，左㖞贴右，右㖞贴左，治疗口眼㖞斜。

2. 摊贴

摊贴系将药物研成细末，用水、醋、油脂等调和成膏糊状，摊于纸、皮上贴敷于患处的一种外治方法。主要用于胎动不安、乳痈、牙宣等病证，如治妊娠伤寒、发热胎动者，用白药子为末，蛋清调糊，摊纸上如碗大，贴脐下，干则以水润之；用嫩桑叶研细，米饮调摊纸花，贴于患处治乳痈肿痛；用谦齿膏（当归、川芎、白芷等药入香油半斤，熬焦，去渣，加入白蜡、黄蜡等）搅匀，好皮纸摊贴牙宣处，治牙龈宣露。

3. 点涂

点涂系将药物汁、膏、渣、末等直接点涂于机体特定部位的一种外治方法。主要用于治疗产后阴脱、产难死胎、痛证、面疾、眼疾等。如将蓖麻子研烂，涂头顶，以治疗产后阴脱；若涂脚心，则可治疗产难死胎；用点眼法：谢传点眼丹（牙硝、麝香、朱砂、雄黄为细末，瓷罐收贮）临病用银簪蘸药点两眼角内，治一切急头风，头痛，心腹绞痛等证；用硫黄膏（生硫黄、香白芷、瓜蒌根等为末），用黄蜡、麻油和熔入前药在内，临卧时洗面净，以少许涂之，治面部生疮，或鼻赤，面生粉刺。

（四）烟熏法

烟熏法系指将药物燃烧生烟，熏蒸人体某些孔窍，或某些特定部位的一种外治法。武之望选用此法，主要用以治疗阴痒、乳悬、久嗽、便秘、痔疮、翻花漏疮等病证。如以生艾汁调雄黄末，烧烟熏之，治疗阴痒生虫。乳悬是指乳房异常细小如肠，甚至直过小腹，痛不可忍者，武之望以川芎、当归烧烟，熏蒸病乳及患者口鼻，使瘀血得散而病乳得复；取款冬花如鸡子，少许蜜拌花使润，纳一升铁铛中，又用一瓦碗钻一孔，孔内安小竹筒，或笔管亦得，其筒稍长，置碗铛相合，及插筒处皆面糊涂之，勿令泄气，铛下着炭火，少时款冬烟自竹管出，以口含筒，吸取咽之，如胸中稍闷，须举头，即将指头捻竹筒头，勿令漏烟气出，及烟尽止，治久嗽；用皂角烧烟，马桶内坐熏，治大便不通；用皂荚同本身头发烧烟于坛内，坐上熏之，治血痔；用蓖麻子、防风、天南星为粗末，盆内烧烟，用器具盖之，留一孔，坐上熏之，治翻花漏疮。

（五）噙漱法

噙漱法系指将药物制成片、散、丸等剂型，通过口腔噙化或漱口等方法治疗口腔局部病变及其他部位病变的外治方法。武之望用这种方法治疗喉闭、咽痛、失音、鼻塞、牙痛、口舌生疮、口臭等病证。如用附子切片、蜜涂，炙黄色，每含一片，咽汁，味尽再易一片治脏寒喉闭，吞吐不利；大凡咽喉肿痛，或喉痹急证，用山豆根磨水噙漱，效显；用甘露内消丸（薄荷叶、川芎、桔梗、甘草、人参、诃子，炼蜜丸如皂子大，朱砂为衣）每服一丸，噙化，治上焦壅滞，咽喉肿痛不利，咽干痛，口舌生疮；用响声破笛丸（连翘、桔梗、大黄、薄荷、甘草等为末，鸡子清为丸），临卧时噙化，徐咽，治讴歌火动失音；用荜澄茄丸（荜澄茄、薄荷叶、荆芥穗），噙化治鼻塞不通；用细辛、薄荷叶、地骨皮、荆芥穗水煎，温漱冷吐，治风热攻注，牙齿疼痛；用香茶饼（孩儿茶、桂花心、南薄荷叶、硼砂为末，用甘草煮汁熬膏作饼），噙化咽下，以清膈，化痰，香口。用硼砂丸（硼砂、马牙硝、寒水石、片脑等为末，用甘草膏为丸）噙化治口气口干，口舌生疮。

（六）热熨法

热熨法系采用药物及适当的辅料经过加热处理后，敷于患部或相应腧穴的一种外治方法。武之望选用此法，主要用以治疗产后阴脱、乳痈、痛证、大小便不通等病证。如治产后阴脱，用铁精[①]，羊脂搅令稠，布裹炙热熨，推纳令入；治疗乳痈，用连根葱捣烂成饼，约一指厚，摊乳上，用瓦罐盛灰火覆葱上。治一切气滞结肿，或痛或折伤，或因风寒所伤作痛，用木香五钱为末，和生地黄一两杵捣和匀成膏，量患处大小作饼，置肿上，再以火熨之；治寒湿腰痛，用摩腰丹（附子尖、乌头尖、南星、干姜、樟脑、丁香等），姜汁化开如粥厚，烘热置掌中，摩腰上，令尽粘着肉，烘绵

---

① 铁精：煅铁炉灶中飞出的紫色尘状的赤铁矿质细粉制成的矿物药。古本草文献又称铁精粉、铁花。镇惊安神，消肿解毒。治惊痫心悸、疔毒、阴肿、脱肛等症。

衣缚腰，热如火；治大小便不通，用炒盐热熨小腹，冷复易之，或以食盐炒热放温，填脐中，却以艾灸七壮，或用生姜八九块杵碎，水十余碗，麻布五六尺，同煎数沸，用桶盛，至候通，手以布频熨小腹。

（七）糁擦法

糁擦法系将药物研成粉末，细细撒布、涂擦于病变部位，以治疗某些局部病症的一种外治法。武之望主要用此法治疗阴挺下脱、阴疮、乳疮、肾囊湿疮及各种牙病等。如治疗产后阴挺下脱，用五倍子、白矾为末干糁，或用硫黄、乌贼鱼骨、五倍子研末，糁于患处；用铜绿散（五倍子、白矾、乳香、轻粉、铜绿）外糁治疗阴部湿淹疮；用柏蛤粉（黄柏、蛤粉）外糁治疗下疳湿疮，有清热燥湿之功；用芙蓉花或叶，干为末，糁疮上，治疗乳疮烂痒；以灶心土或密陀僧、干姜、滑石为细末，擦囊上，治肾囊湿疮。用香盐散（香附、青盐）擦牙治虫牙，及肾虚牙龈宣胀，日久萎缩，牙根裸露；用石膏、青盐、白芷、细辛为末，擦牙，止痛固齿；用晚蚕蛾、五倍子、密陀僧为细末，每用少许干敷疮上，有津吐出治齿龈并口唇生疮痛。

（八）导便法

导便法系指将药锭、油脂等经肛门导入肠道，以达到通便或治疗其他疾病的方法。武之望应用此法治疗大便不通、腹胀等病证。如用蜜导法，凡诸秘结，或兼他证，又或老弱虚极不可用药者，以此导之，方法为用蜜熬入皂角末少许，乘热捻作小锭候冷以导之，冷蜜、生姜兑佳；又如猪胆汁导法，用大猪胆一枚泻汁，和醋少许，灌谷道中，一饭顷当大便；又如用竹管，一头套入谷道中，一头以猪尿胞将皮硝、香油、皂角末三味入内，放竹管里，用手着力一捻，药入即通；用竹管蘸葱汁，深入大便内，以香油一半、温水一半同入猪尿胞内，捻入竹管，将病人倒放，脚向上，半时即顺，立通治大便不通，腹胀，死在须臾；煮盐汤，以竹筒灌大孔中治饮酒，腹满不消。

（九）取嚏法

取嚏法指将芳香辛窜一类药末吹入患者鼻腔，刺激鼻腔黏膜，引起喷嚏反射，从而达到通关开窍、祛除病邪目的的一种外治法。武之望主要用其治疗产后血厥、产后阴脱、头痛、神昏等病证。如治疗产后血厥而晕的仓公散，用瓜蒂、藜芦、白矾、雄黄研末，每用少许吹鼻取嚏；治疗产后阴脱，用皂角或半夏或全蝎为末，吹入或吸入鼻中取嚏，有升提固脱之效；用上清散（川芎、郁金、芍药、荆芥穗、薄荷叶、芒硝、乳香、没药、脑子）每服一字，鼻内搐之，治因风头痛，眉骨、眼眶俱痛不可忍者；用细辛、皂角各少许为细末，以芦管吹入鼻中，候喷嚏，治口噤不省人事者。

除上述九法之外，武之望在其书中所使用的外治法，尚有针灸治疗神昏的针灸法，以蜜油摩腹治疗产难的摩法，以热水浸洗治醉酒的洗浴法，以手心贴宜积丸以达到通便效果的握药通便法，及以黑大豆纳囊中枕之治头项强不得顾视的药枕法等。内容极其丰富，且方法描述非常具体，便于临床应用。如其所言："庶览者不难因论识病，因病取方，一展卷而犁然指掌，即庸工下医，亦可随手而取效也。"（《济阴纲目·自序》）同时也便于当代中医进一步研究，加以推广。

七、适时应用合治

武之望从临床实际出发，对于一些复杂疾病，注重几种疗法综合的应用，如针药合用、内外合治等。

（一）灸药同用

在中风治疗方面，提出"治风须药灸取效"的观点，并引用多种文献进行论证。如引《普济本事方》云："凡中风，续命、排风、风引、竹沥诸汤，及神精丹、茵芋酒之类，更加以灸，无不愈者。然此病积聚之久，非一日所能攻，皆大剂久而取效。《唐书》载王太后风喑不语，医者蒸黄芪防风汤数斛，以熏之得瘥。盖此类也。今人服三五盏求效，则责医也亦速矣。孟子曰：七年之病，必求三年之艾。久而后知尔。"又引《肘后备急方》云："凡治中风，莫如续命之类。然此可扶持初病，若要收全功，火艾为良。中风皆因脉道不利，血气闭塞也，灸则唤醒脉道，而血气得通，故收全功。"尚有治关格证，吐逆而小便不利，急宜先灸气海、天枢等穴各三七壮，其吐必止，然后以益元散等药利小便。又如治遗尿失禁，补骨脂为末，每服两三钱，空心熟水调下，又宜气海穴灸之。

（二）内服外敷

治阴阳关格，前后不通，利大便，小水自行，中有转胞之证，诸药不效，无救，则胀满闷乱而死。用甘遂为末，水调敷脐下，内以甘草节煎汤饮之，药汁至脐，二药相反，而胞自转矣，小水来如涌泉，此救急之良法也；又如治男子小便不通，及孕妇转胞，小便不通，以冬葵子、山栀子（炒）、滑石各半两，木通三钱，上作一服，水煎，温服，外以冬葵子、滑石、山栀子为末，田螺肉捣膏，或生葱汁调膏，贴脐中，立通。

（三）内服外熨

南星饮，治风邪入脑，宿冷不消，鼻内结物，窒塞脑气，遂流浊髓。内服南星一味为末，每服二钱，用枣七枚、甘草少许同煎，食后服，并外用荜拨饼（荜拨、香附、大蒜杵作饼）纱衬炙热，贴囟门上，用熨斗火熨透，其涕自止。

（四）内服外擦

治面上肺风疮，口服麦门冬膏，夜用春容散擦之。麦门冬膏由麦门冬一斤、橘皮四两用水煎汁，熬成膏，入蜜二两，熬成，用法为每服五匙，滚水化开；春容散由白附子、硫黄等药物为末制成，用时先将冷水擦红处洗后，以药末擦之，不可擦破。

另外，武之望尚收录许多三种疗法以上通治的治疗方法。如治痔漏：第一方，汤服，药用莲花蕊、当归、五倍子、黑牵牛、白牵牛、乳香、没药等，五鼓时用肉汁汤调服，再吃好酒一钟，打下虫来或烂肉方验，后再服枳壳、黄芪、当归、川芎、生地黄、条黄芩、槐角、黄连、升麻等组成方剂。第二方，坐收功药，药用皮硝、明矾、龙骨、海螵蛸、没药、乳香、樟脑、血竭等药为末，以绢袋盛，将臀坐袋上，三炷香时即好。第三方，丸服，药用莲花蕊、龟甲、羚羊角（二钱）珍珠、麝香、牛黄等为末，好酒打糊丸如桐子大，每服三十丸，好酒吞下；第四方，熏洗，药用蝉蜕、姜黄、升麻、蜂房、木香、乳香、没药、血竭、胡黄连、皮硝、地骨皮、梧桐皮等锉碎，煎汤熏洗。

八、重视制剂用法

武之望为达到临床便用的目的，非常重视方药的制剂与应用方法，广收博采，翔实记录，目前仍有较高的临床指导意义。如：对于脾胃虚弱，呕吐频繁，服药困难的情况，武之望通过改变剂型或服药方法而达到顺利用药目的。如在补脾丸条中谈及，有脾虚而恶汤药者制此丸，用汤吞，可避免药物苦口，而达到病患易于依从的目的。在比和散条，治呕吐月余，不纳水谷，闻食即呕者，提出服上方时可用十年以上陈仓米一合、顺流水二钟煎沸，服药后服用以和胃止呕。另在人参汤条，治气虚呕吐，用人参二两，水三盏煎至八分，热服，兼以参汁煮粥食，若卒吐呕逆，粥饮入口即吐，困弱者，为丸服之，翻胃亦宜。另外，为达到减毒增效、方便应用等目的，武之望还翔实收录了许多特殊的药物炮制、方剂制剂及服用方法。举例如下。

（一）翔实记录特殊药物炮制与用法

法制半夏：半夏一斤，先以汤泡一遍，去皮脐，再泡洗七遍，焙干，次用白矾六两、硝石四两，煮水六碗，却将半夏入药水内浸三宿取出，又入清水内浸七日，取出切片，加薄荷四两、甘草二两，用瓷器收贮，食后生姜汤下。

新法半夏汤中半夏炮制方法：半夏四两，汤洗七次，切作两片，白矾末一两沸汤浸一昼夜，洗去矾，俟干，一片切作两片，姜汁浸一昼夜，隔汤炖，焙干为末，姜汁拌成饼，炙黄用。

法制陈皮：广陈皮一斤用滚水略泡一时，去水，刀刮去白，以薄为妙，晒干，另用乌梅肉五钱、青盐三钱、井水七八盏煎至五盏，去渣，下陈皮同煮半时，取起将陈皮晒干，仍下前汁煮又晒，以汁尽为度，再晒干，量熟蜜浸半月任用。

玄明粉：以朴硝煎过，澄滤五七遍，至夜于星月下露至天明，自然结成青白块子，用砂罐子按实，于炭火内从慢至紧，自然成汁，煎沸，直候不响，再加顶火一煅，便取出，于净地上倒下，用盆合盖了，以去火毒，然后研为细末，每二斤入甘草生熟各二两为末，搅匀，临睡酌量用之，或一钱二钱，以桃花煎汤或葱白汤下。

竹沥膏：用水白竹截长二尺，每段劈作四片，以砖二块排定，将竹片仰架砖上，两头露一二寸，下以烈火迫两头，以盆盛沥，每六分中加姜汁一分服之。痰热甚者，止可加半分耳。

霞天膏：用此制半夏曲或入丸药中，能令老痰自大便出，且不损元气，不伤脾胃。凡治胶结老痰，非此不效。用黄牯牛肉，以纯黄无病肥泽一二岁者净腿肉十二斤，切指顶大，用长流水以大铜锅煮之，旋加沸汤，常令水淹肉五六寸，掠去浮沫，煮肉烂如泥，去渣，将肉汁以细布滤过，入小铜锅内，用桑柴文武火候，不住手搅如稀糖，滴水不散，色如琥珀为度。

每肉十二斤可取膏一斤，以瓷罐盛之，冬月制用调药剂，初少渐多，沸汤自然溶化，用和丸，每三分掺面一分，同煮成糊，或用炼蜜。日久生霉，寒天用重汤煮过，热天冷水窨之，可留三日。

（二）确切记载特殊方剂的制剂与应用

1. 固齿延寿膏

主治：龈宣齿槁，黄黑腐败，风虫作痛，头颊红肿，大有奇效。久贴坚固牙齿，驱逐垢腻，益肾气，滋养津液，壮骨强髓，添精倍力。

组成：珍珠五钱，雄鼠骨五钱，龙骨五钱，鹿角霜五钱秋石三钱，补骨脂五钱（炒香），青盐三钱五分，香白芷、小皂角各五分，沉香、广木香各二钱半，南川芎、乳香、没药、白芍、当归各一钱，熟地黄二钱，阳起石、象牙、白蜡各五钱。

制剂与应用：珍珠炮制方法，绢袋盛之，豆腐一方中作一小孔，将珠入内，上面亦将原腐盖之，放在锅内，用线悬锅上，不可落底，恐伤珠之元气，桑柴火煮一炷香为度；雄鼠骨炮制方法，用腊月内雄鼠一只，以面作饼包鼠在内，外面用盐泥复包，阴干，入灰火内煅红，待冷定，打破取骨收之；龙骨炮制，用面作饼包裹，外面用盐泥复阴干，入灰火内烧红为度，冷定打破，取骨听用；鹿角霜炮制，鹿角三十斤，锯作一寸长块，用篓盛之，放在长流水中，浸三日夜，取出别洗洁净，用楮实子一两桑白皮共一砂锅内，将盖上中作一小孔，孔中陆续添滚热水，不可入冷水，锅盖周围封固，不可泄气，用桑柴火煮三昼夜。

上药各另研为极细末，俱各作二分，用罐一个，入蜜少许，先将白蜡化开，次后下分药面，桑柴文火溶开蜡，将药搅匀，外用呈文纸二张，将前药一分，散在纸上，用手摩磨药面在纸上下周围，后将罐内药火化开，搅匀倾在纸上，用熨斗文火熨化上下周围，俱用药汁走到，用刀切作条，临卧贴在牙上下一夜，明日清晨将药条取出，其条黑，可令牙齿坚固。

2. 人参膏

主治：七情劳伤，精神短少，言语不接，肺虚咳嗽，及诸失血后。

组成：人参一斤。

制剂与应用：切片入砂锅内，水浮药一指，文武火煎干一半，倾在别处，又将渣如前煎三次，嚼参无味乃止。却将前汁仍入锅内，文武火慢慢熬成一碗如稠饧，瓷器盛贮，每用一二匙，白汤点服。

3. 国老膏

主治：悬痈。

组成：甘草一两。

制剂与应用：用黄纹大甘草一两，截长三寸许，取山涧东流水一碗，不用井水河水，以甘草蘸水，文武火慢炙，不可急性，须用三时久，水尽为度，劈，视草中润透，以无灰酒两碗煮至一碗，温服，半月消尽为度。

4. 阿魏膏

主治：一切痞块。

组成：羌活、独活、玄参、官桂、赤芍、穿山甲、生地黄、大黄、白芷、天麻、两头尖各五钱，红花四钱，木鳖子十粒（去壳），槐、柳、桃枝各三钱，乱发鸡子大一团。

制剂与应用：上用香油二斤四两，煎黑去渣入发，煎发化，仍去渣，徐下黄丹煎，软硬得中，入芒硝、阿魏、苏合油、乳香、没药各五钱，麝香三钱，调匀，即成膏矣。摊贴患处，铺平半指厚，以纸盖，用热熨斗熨良久，如消耗，再加熨之，二时许，方贴膏药。

5. 百点膏

主治：眼病翳，以至遮瞳仁，视物不明者。

组成：黄连二钱（以水一碗煎至半碗，再入群药），当归、甘草各六分，防风八分，蕤仁（去皮尖）三分。

制剂与应用：上锉如麻豆大，蕤仁另研如泥，同熬，滴入水中不散，去渣沫，入好蜜少许，再熬少时为度，令病人心静，点之至目微痛为度，日点五七次，临卧点尤妙，名曰百点。但欲多点，使药力相续也。

6. 法制陈皮

功效：消食化气，宽利胸膈，美进饮食。

组成：茴香（炒）、炙甘草各二两，青盐一两（炒）、干生姜、乌梅肉各五钱，白檀香二钱五分，陈皮半斤。

制剂与应用：前六味为末，外以陈皮半斤，汤浸去白，净四两切作细条子，用水一大碗煎药末三两，同陈皮条子一处慢火煮、候陈皮极软，控干，少时用干药末，拌匀焙干，每服不拘多少，细嚼，温姜汤下，无时。

7. 法制槟榔

主治：酒食过度，胸膈膨满，口吐清水，一切积聚。

组成：鸡心槟榔一两（切作小块），缩砂（取仁）、白豆蔻（取仁）、丁香（切作细条）、粉草（切作细块）各一两，橘皮（去白，切作细条）、生姜（切作细条）各半斤。

制剂与应用：用河水两碗浸一宿，次日用慢火砂锅内煮干，焙干入新瓶收。每服一撮，细嚼，酒下，或为细末，汤调服，亦可。

8. 人参固本丸

功效：此方常服甚有补益，但因效迟而有痰者，往往泥膈，殊不知制药有法耳。

组成：人参四两（另为细末），生地黄、熟地黄、天门冬（去心）、麦门冬（去心）各一斤半。

制剂与应用：上除人参研为末，其生地黄、麦门冬二味同用酒浸一日，盐汤浸一日，其熟地黄、天门冬二味同用生姜汤浸一日，酒浸一日，俱不犯铁器，浸足同磨，或擂以渣尽为度，旋加水，如造酱粉之法，少加杏仁，共澄底药泥晒干，乳钵研成末如面，取净一斤，共人参末炼蜜为丸，如桐子大，每服百丸，空心酒下。

9. 三子养亲汤

主治：年高痰盛气实者，此方主之。

组成：紫苏子、萝卜子、白芥子。

制剂与应用：上各洗净去砂土，晒干，隔纸上微炒，微微研碎，看何经多作，则以所主为君，余次之，每剂不过三钱，用生绢或稀布小袋盛之煮汤，可随甘旨饮啜，亦不拘时，勿煎太过，令味苦辣。若大便素实，入熟蜜一匙；冬寒，加生姜一片，尤良。夫三子出老圃，性度和平芬畅，善佐饮食，善养脾胃，使人亲有勿药之喜，是以仁者取焉。

九、病证辨治举例

（一）闭经

《济阴纲目》中引录的诸家经验对于妇科的论述较为全面，有论有证，有法有方，且选方丰富且切合实际，后人评价本书是"集百家之精华，汇诸书之奥旨，真千古之秘义。"此书分为调经、经闭、崩漏、带下等十四门，在经闭一门中，详细阐述了闭经的病因病机、治则以及处方用药，值得后世借鉴。

闭经在临床上属难治之证，伴随症状较多，以血滞与血虚为主。闭经有虚有实，但以虚证居多，即使是实证也往往夹虚，且以虚热为多见，所谓"血滞亦有虚热，血枯亦有虚热。"对闭经的治疗大法，武之望推崇朱丹溪的学术观点，认为因多次流产或多产、久患潮热消血、久发盗汗耗血、脾胃不和而致生血乏源、失血过多导致的血枯闭经，治疗宜生血补血；因七情伤心，心气停结而导致的闭经，治疗宜调心气，通心经。

1. 不得隐曲致闭经宜泻火养血

《素问·阴阳别论》云："二阳之病发心脾，有不得隐曲，女子不月。"武之望认为心主血，心病则血不行，脾主味，脾病则味不化，味不化，则精不足。脾胃是气血生化之源，后天之本，脾胃健运，气血得以化生，与冲脉相资，血海按时满溢，则月经来潮。若脾胃受损，生化乏源，血海空虚，不能按时满溢于胞宫，则血枯而经闭。且胞脉属于心，络于胞中，若心气不得下通，则月经不潮。在治疗上，则遵从李东垣、张洁古，主张补血泻火，补血主要用四物汤，而泻火又分上、中、下，火在上，多因思虑过度劳于心，心火上炎，上焦心肺积热，则月经不行，泻心火方用芩连四物汤、三和散（为四物汤与凉膈散之合方），药用当归、川芎、白芍、地黄、大黄、朴硝、黄芩、栀子、连翘、薄荷、甘草；火在中，缘由中焦胃中积热，津液不生，而致血海枯竭，则月水不行，泻中火用调胃承气汤；火在下，其因下焦胞脉积热，泻火用玉烛散（为四物汤与调胃承气汤之合方），药用当归、川芎、白芍、地黄、大黄、芒硝、甘草。根据临床表现，辨明是上焦、中焦或下焦，选用对证之方剂，然观以上方药，虽谓泻火，却不乏养血之品，实为泻火与养血并行，待火泻之后，服用《太平惠民和剂局方》五补丸（熟地黄、人参、牛膝、茯苓、地骨皮），再用卫生汤（当归、白芍、黄芪、甘草）补养气血，通过泻火养血，使心气得以下通，脾胃功能健全，气血得以化生，血海按时满溢，月事以时下。

2. 因劳伤而致闭经当大补脾胃

闭经的病因有因吐血失血、劳役过度、房帏不慎，导致气血不足，血枯而经闭者，不能轻易用活血通经之药，因血海空虚，无血可下，再用通经之法也枉然。武之望认为：妇人经脉不行，多有脾胃损伤而致者，不可认作经闭死血，轻用通经破血之药。治疗上应大补脾胃，其谓："遇有此症，便须审其脾胃如何。"（《济阴纲目·卷一·经闭门·论经闭因劳伤当大补脾胃》）若为血少而不行者，只宜补养脾胃。用白术为君，茯苓、芍药为臣，佐以黄芪、甘草、陈皮、麦芽、川芎、当归、柴胡等份，使脾能生血而经自行。

3. 思虑伤心致闭经应益阴制火

对于此类闭经，武之望认为主要是由于忧愁思虑伤心，导致血逆而竭，指出："若室女童男，积想在心，思虑过度，多致劳损。男子则神色消散，女子则月水先闭。"（《济阴纲目·卷一·经闭门·论室女经闭成劳因思虑伤心》）对于此类闭经，治疗应益阴血，制虚火，宜用柏子仁丸、泽兰汤，不可用苦寒清热破血行经之品，因苦寒之剂易伤胃气，使气血更虚而加重病情。柏子仁丸中以柏子仁入心经为君药，《本草纲目》中记载其具有"养心气，润肾燥，益智安神之效。"熟地黄滋阴养血，川断益肾养阴，泽兰、卷柏养血活血通经，牛膝引药下行，五药相配，共奏益阴血、制虚火、通经血之功。泽兰汤以泽兰活血通经为君药，当归、芍药滋阴养血，甘草和胃调中，四药相配，起益阴养血活血通经之效。

4. 痰饮所致闭经宜导痰降火

痰湿阻滞经脉，气血运行不畅，导致血脉凝滞，郁而化火，血海不能按时满溢，故经闭不行。治疗上主张先祛痰湿，后用清心火，滋肾水，不可纯用峻药，以防损伤阴道。对于此类病证武之望先用茶调散吐之，次用玉烛散、芎归汤、三和汤等降心火，益肾水。虽然吐法现已少有人用，但先祛痰湿，后清火益肾的方法多为临床获效。

对于闭经而有形体肥胖者，认为是胃实痰盛，心气不得下通所致，武之望结合《内经》，认为气上迫于肺，则心气不得下通，故月事不来。今用连朴之类，导痰降火，使心气下通，而月事来潮。主张用加味导痰汤（半夏、陈皮、白茯苓、甘草、枳实、黄连、川芎），方中黄连清胃降火，半夏、陈皮、白茯苓、甘草、枳实化痰，一味川芎行气活血通经。

另有月事为水湿所隔不行，兼见燥证的情况，如《济阴纲目·卷一·经闭门·论经闭因痰饮所隔》中记载："一妇人月事不行，寒热往来，口干颊赤，饮食少，旦暮间咳一二声，诸医皆用蛇虫、水蛭、干漆、芫青、红娘子、没药、血竭之类，惟戴人不然。曰古方虽有此法，奈病患服之，必脐腹发痛，饮食不进。乃命止药，饮食少进。《内经》曰：二阳之病发心脾。心受之则血不流，故女子不月。既心受积热，宜抑火升水，流湿润燥，开胃诱食"，提出用"流湿润燥，宜四物理中各半汤"，以达到"湿水上下皆去，血气自然湍流，月事不为水湿所隔，自根据期而至矣"。

闭经的诊治，历代医家论述颇多，武之望集各医家所长，对此病的病因病机、治疗原则以及处方用药进行了较完备的总结，不失为一部临床医生诊治闭经的参考之著。

（二）求子

妇科不孕为临床常见病、多发病，故武之望单列求子门集中论述，独具特色。

1. 提倡适龄结婚生育

《济阴纲目·卷三·求子门·论合男女必当其年》中引南齐褚澄著《褚氏遗书·求嗣》云："合男女必当其年，男虽十六而精通，必三十而娶，女虽十四而天癸至，必二十而嫁，皆阴阳充实，然后交而孕，孕而育，育而子坚壮强寿。"主张适龄结婚，男女双方发育成熟后婚育，才能使后代身体强壮，与现代医学内分泌学研究结果相吻合，即认为男女虽进入青春期，有生育能力，但生殖功能尚未完善，生殖器官发育尚未成熟，早婚早育易引起胎儿发育障碍。

2. 求子贵在精血

《济阴纲目·卷三·求子门·论求子贵在精血》中，引袁了凡之语所云："一曰寡欲，二曰节劳，三曰息怒，四曰戒酒，五曰慎味……肾为精之府，凡男女交接，必扰其肾，肾动则精血随之而流，外虽不泄，精已离宫，未能坚忍者，亦心有真精数点，随阳之痿而溢出……是故贵寡欲，精成于血，不独房室之交，损吾之精，凡日用损血之事，皆当深戒。如日劳于视，则血于视……吾随事而节之，则血得其养，而与日俱积矣，是故贵节劳……酒能动血，人饮酒则面赤手足俱红，是扰其血而奔驰之也，即使一夜大醉，精随薄矣，是故宜戒酒。"详细论述不论男女应养精血，身体强壮，肾气旺盛，不得做任何有损精血之事，应心情舒畅，性生活有度，过度劳累疲倦，吃刺激性食物，饮酒都对胎儿不利，充分认识到孕前保健与胎儿的关系。选用加味四物汤补益精血，药用当归、川芎、白术、熟地黄、白茯苓、芍药、续断、阿胶、香附等药，又可用经验育胎丸，药用当归、熟地黄、白术、香附、砂仁、芍药、川芎、川续断、陈皮、黄芩等药，认为本方治妇人久无子嗣，服此经调血盛，子宫温暖成孕。孕后服之，可保胎气坚固。

3. 求子先调经

武之望强调"求子之法，莫先调经"，提出每见妇人之无子者，其经必或前或后，或多或少，或将行作痛，或行后作痛，或紫或黑或淡，或凝而不调，不调则血气乖争，不能成孕矣。临证时需详细辨识详月经不调等类型而对证施治。如月经经期不准，或前或后，及经行后作痛者，病性主要为正气不足，其中月经量少而淡者，病性属血虚；月经量多者，则以气虚为主。若月经将行作痛，及凝块不散者，病性主要为邪实郁滞，其中经色紫黑色者，属于气滞血瘀而夹热。在此认识基础上，武之望列举了相应治法：血虚者，宜四物汤；气虚者，四物汤加人参、黄芪；气滞者，四物汤加香附、缩砂、木香、槟榔、桃仁、延胡索；气滞久而成沉痼者，吐之、下之；脉症热者，四物汤加黄芩、黄连；脉症寒者，四物汤加肉桂、附子及紫石英之类。直至积去滞行虚回，然后气血和平，则能孕子。

4. 求子需辨寒热

武之望提出，在求子治疗中，需辨寒热，不能一味温补。若是肥盛妇人，禀受甚厚，恣于酒食之人，经水不调，不能成胎，谓之躯脂满溢，闭塞子宫，宜行湿燥痰，用南星、半夏、苍术、防风、羌活、滑石，或导痰汤之类。若是瘦怯性急之人，经水不调，不能成胎，谓之子宫干涩，无血不能摄受精气，宜凉血降火，或四物汤加香附、黄芩、柴胡，养血养阴等药，如大五补丸，药用天门冬、麦门冬、菖蒲、茯苓、人参、益智、枸杞子、地骨皮、远志肉、熟地黄等，治疗瘦人无孕，无血摄精。至于确属于宫冷不孕情况的，则可应用调生丸，治妇人冲任虚寒，胎孕不成，成多损坠，药用泽兰叶、当归、熟地黄、川芎、白术、干姜、肉桂；艾附暖宫丸，治妇人子宫虚冷，带下白淫，面色萎黄，四肢疼痛，倦怠无力，饮食减少，经脉不调，血无颜色，肚腹时痛，久无子息，药用香附子、艾叶、川芎、吴茱萸、黄芪、续断、官桂等。

5. 从脾胃论治不孕

脾为生痰之源，脾主运化水湿和生化气血，若脾失健运，聚湿成痰，痰阻胞宫、冲任气机不畅，经行推后或停闭；痰阻冲任，脂膜壅塞，遮隔子宫，不能摄精成孕而致不孕；亦可因痰阻气机，气滞则血瘀，痰瘀互结于冲任、胞宫，不能萌发启动氤氲乐育之气而致不孕。武之望极为重视调理脾胃之气在女子受孕过程中的作用。刚柔相济，消补兼施，培补元气，调中健脾除痰湿之源。在遣方用药方面重用白术、陈皮、半夏、香附的化痰行气之品。如消脂膜，以导痰汤主治痰多肥盛而致不孕，药用半夏、南星、橘红、枳壳、茯苓、滑石、川芎、防风、羌活、车前子；又如丹溪植芝汤，治妇人肥盛无子，以身中有脂膜，闭塞子宫也，宜先服此调理，药用当归、川芎、白芍、白术、半夏、香附、陈皮、茯苓、甘草。

6. 从肝论治不孕

武之望以"婢妾不孕"为例，提出心胸豁达则"气血因流不辍，升降有序而，摄孕成形容易矣"。而"女性多气多郁，气多则为火，郁多则血滞，故经脉不行，诸病交作，生育之道遂阻，他强调妇人和平则乐有子，和则血气均平，则阴阳不争。同时推荐煮附丸，治婢妾多郁，情不宣畅，经多不调，故难孕。此方最妙，不须再服他药"。(《济阴纲目·卷三·求子门》)药用香附子不拘多少，去毛与粗皮，米泔水浸一宿晒干，用上好米醋，砂锅内煮之，旋添醋旋煮，以极烂为度，取出焙干为末，仍用醋糊为丸，如桐子大，每服五七十丸。

（三）癥瘕积聚

《济阴纲目·卷二·积块门》所论颇为翔实，另有《济阴纲目·卷五·产后门下·积聚》也有相关阐述。

1. 妇人诸积的症状特点

《济阴纲目》在癥瘕积聚门中详细描述了疝癖、疝瘕、八瘕、腹中瘀血、癥痞、食癥、血癥、肠覃、石瘕的症状特点及其异同点。提出疝与癖均有"疼痛"，但是疼痛的部位不同，曰"疝者，在腹内近脐左右，各有一条筋脉急痛，大者如臂，次者如指，因气而成，如弦之状，故名曰疝；癖者，僻在两肋之间，有时而痛，故名曰癖"(《济阴纲目·卷二·积块门·论妇人诸积形状》)。《济阴纲目》继《中藏经》与《诸病源候论》对"八瘕"的症状与预后进行了描述，认为其共同症状是"月水不调"，并指出八瘕的发病时间不同：青瘕发于新产后，黄瘕、燥瘕、血瘕、脂瘕、狐瘕、鳖瘕发于月水新下，蛇瘕发于月水新止。关于癥，则分为食癥和血癥，与前人的观点不同。

2. 癥瘕积聚的病因病机

《济阴纲目》认为癥瘕积聚的病因病机主要为外感六淫、饮食、劳伤、七情等致病因素导致气血搏结所致。如黄瘕、青瘕的发生与风邪、湿邪有关；蛇瘕与风邪、寒邪、湿邪有关；血瘕、血癥与风邪、寒热失节有关；肠覃与寒邪有关；血瘕者，多因饮食过度，五谷气盛，溢入他脏。提出妇人癥痞，由饮食失节，脾胃亏损，邪正相搏，积于腹中；妇人食癥，多因脏腑虚弱，月候来时，食生冷之物，脾胃既虚，不能消化，与脏气相搏，结聚成块。提示饮食不洁或饮食过度，导致脾胃虚弱，而生血瘕、癥痞、食癥等症。对于因劳倦所伤成脂瘕者，强调妇人月水新来，若生未满三十日，以合阴阳，络脉分，胞门伤，子户失禁；或妇人月水新至，其人剧作疲劳，汗出衣服润湿，不以时去之，故生鳖瘕之聚。伤损伤七情如可形成燥瘕，多因气血未平，而卒以恚怒，致腹中猥咽不泄所致。武之望同时认为，致病因素往往不只是独行，而是多种因素共同致病，如妇人疝瘕，由于饮食不节，寒温不调，气血劳伤，脏腑虚弱，风冷入腹，与血相结所生。

3. 癥瘕积聚的治疗

（1）行气散郁消积

朱丹溪认为人身诸病，多生于郁。其发展了《黄帝内经》五郁理论，提出六郁学说，认为气郁为六郁之根本。武之望受朱丹溪学说的影响，强调了气郁在癥瘕积聚形成中的重要作用，所用代表方剂有开郁正元散、助气丸、香棱丸，三方虽然都适合于气郁的基本病机，但是各有特色。开郁正元散用陈皮、青皮、香附、桔梗、延胡索利气行血，白术、茯苓、砂仁、神曲和脾消导，为治气血痰食平和之剂。助气丸则用药辛、苦，用青皮、陈皮、槟榔、枳壳、木香等以散气、泄满、消积。香棱丸用青皮、陈皮、枳实、枳壳、香附、砂仁、木香、槟榔等以散滞疏郁，导滞作用更强。

（2）散寒活血消积

《济阴纲目》继承了《黄帝内经》"寒者温之""结者散之"的治疗原则。对于寒凝血瘀形成的癥瘕积聚，多采用散寒活血消积之法，如胜红丸方用三棱、莪术、青皮、陈皮破气消积，用干姜、高良姜、香附温中散寒以行气消积。穿山甲散中穿山甲、鳖甲、赤芍、大黄虽然性微寒，但经过炒或醋炙后去其寒性，功能活血散结消瘀；干漆、桂心辛温走血，破瘀血、消积滞，全方为散结破血，行气消饮，温行积块要药。麝香丸方中麝香、桃仁、木香、桂心、当归同用，活血行气止痛；三棱、莪术、槟榔、枳壳、阿魏破气活血消积。葱白散以四物补血，人参助气，枳壳、厚朴行上焦之气，茴香、川楝子行下焦之气，木香、青皮行肝气，干姜温行血中之气，三棱、莪术破气消积，此方以温通为主，专治一切冷气不和之痃癖。

（3）行气消食散积

对于气滞形成的食癥，多采用行气消食散积之法，如《济阴纲目》中治疗食癥的方药化积丸，黄连用吴茱萸和益智仁相制，以栀子清食积之热，莱菔子、山楂、神曲消食化积，香附、川芎、桃仁、三棱破气散血，是一首比较平和的方剂。硇砂丸以硇砂、干漆、硫黄、巴豆辛温有毒之品消食积散瘀结，青礞石坠气下痰，穿山甲、三棱活血散结，适用于胃气实、正邪势不两立者。礞石丸中青礞石、硇砂下气破瘀散结，巴豆峻下冷积，朱砂逐痰降火，木香行气消食，非胃气强壮，而积气坚顽，势不两立者，不可轻用。

从武之望所选治疗妇人诸积的方剂中，可以总结出其治疗上的特点为重虚实、辨寒热。如胜红丸"适用于胃寒气实者"；硇砂丸、礞石丸用于胃气实、正邪势不两立者。同时武之望提出，在治疗癥瘕积聚时需注意"治积需养正"，反对一见气血瘀滞就妄投峻攻猛伐之剂，而要遵循"衰其大半而止，不可猛攻峻施，以伤元气"的治疗原则，曰"必先调养，使荣卫充实，若不消散，方可议下。但除之不以渐则必有颠覆之害"（《济阴纲目·卷二·积块门·论治积须养正气》）。

总之，武之望的主要学术成就，体现在妇科学方面。其汇各家之长，撰成《济阴纲目》，该书从调经、带下，迄产后、乳疾等有关妇人诸病无不包罗，对诸病病因，施治，条分缕析，纲目分明，易于寻读，可谓集妇科之大成。武之望对内科杂病及老年科、男科、儿科、外科等多种病证也有所研究，其《济阳纲目》一书，具有医学全书的形式，论述了内科、外科、男科、老年科、养生保健等诸科病证，收方7000余首，援引历代医家论说达113家，保存了很多具有重要价值的文献资料。儿科方面，其对麻疹的辨证、治疗及其兼证的诊治均有精辟的论述。同时，他在诸病的论治中，既有常法，又有临床施治的变法，并将论治与病案相结合，对后学颇有启发；在遣药用药上，他所用方剂，既有经方、时方，又广集单验方、秘方，颇具简、便、廉、验的特点，不愧有"鸿儒"之称。

武之望

后世影响

一、历代评价

武之望的代表著作《济阴纲目》写成以后，天启元年夏邑王楫在《刻济阴纲目引》中评价该书："纲总目条，论详方备，按病索门，犹如指掌，诚肘后之奇珍，弘仁之要领也。"

《济阴纲目》至清代，即"世人每欲购求遗本，真如丹经仙箓，可思而不可得"（汪淇笺释《济阴纲目》凡例语）。有鉴于此，汪淇氏遂将原书加以笺释，并于清康熙四年（1665）刊印。汪淇，清代医家，字右子，自号憺漪子，钱塘（今浙江钱塘县）人，长于妇、幼科。汪淇笺释《济阴纲目》序中评价该书说："《济阴纲目》一书，其立论自调经始，有纲领，有原委，有条贯，有分疏。一病之中，三致意焉；一方之设，细详释焉。得其隐微，能尽其变，使人阅之，一团生气浮于纸上，讵非活人之书哉！"在凡例中称赞该书说："一、凡医家治男子易，治妇人难。所以丹溪云：宁治十男子，不治一妇人。甚言女科之难也。惟兹《济阴纲目》一书，集百家之精华，汇诸书之奥旨，真千古之秘义，功参大化，一时之鸿宝，福庇坤元也。二、是书理解微妙，无不条分节判，标榜详明，即一圈一点，俱出匠心，令人一见了然。至于上层批评笺释，各从本末源流，分疏辨核。学者开卷，既易于寻方，病者得医，无难于对症矣。三、是编虽属妇人专刻，其论脉理经络处，俱采《内经》《素问》之精微。如某症加减某药等，不仅女科要书，即大小诸家，细为观览，咸可触类旁通。所谓造化在手，物类听其炉锤，囊钥在心，乾坤亦任其旋转耳。四、妇人得病，种种与男子不同，其所由起，世人略而不知。此书独先明其病源因何而启，然后论脉论症；中引古方之的确，而增减其药味；上批议论之可否，而商量其去从，此因病用药，按脉切理，不拘于方之内也，神而明之，存乎其人。五、集内凡药味之炮制，煎熬之合法，加减之精当，各以类推，种种不同。初入门者，宜细心玩习，即四澥医宗，穷究厥中奥理，则其学自居圣功之上，而卢扁再出矣。"

清代道光年间，王清任认为"妇科以《济阴纲目》为最，《医宗金鉴》择其方论，纂为歌诀，令人易读易记"。(《医林改错·卷下·怀胎说》)

清末"火神派"代表医家郑钦安，在其代表著作《医法圆通·妊娠产后诸疾约言》中指出："至于胎前产后，一切病证，亦当留心。如《万氏女科》《女科仙方》《女科心法》《汇参女科》《济阴纲目》，皆当熟玩，以广见识。"

《济阳纲目》在养生学、老年病学、预防医学、性医学等方面的记述，均有独到之处，为同时代其他医书所不及。清代道光年间陕西泾阳县张荫斋在《注梓济阳纲目序》评价其书说："因证发论，既于寒热虚实本末深浅之致，克悉其情；因论选方，复于温凉补泻缓急轻重之宜，亦尽其变，集医方之大成。论赅而精，方备而确，较《济阴》一书，证异功同，洵可宝也。"

道光年间，陕西长安县李㑟，在《张荫斋先生注梓济阳纲目序》中称赞该书说："博引广征，门分类别，纲举而目张，择精而语详，与《济阴》同一机轴。可谓集医家之大成，登斯民于寿域者矣。"

道光年间，张应溜在《重校济阳纲目序》中，评价其书说："盖其于证也，各有类；其于类也，各有论。本之《内经》，以主其纲；晰之名家，以定其目。脉法治方，无不悉底至当。而荫斋又参阅诸家，究心考证，注而释之，是真可以泽被斯世矣。"

道光年间，陕西泾阳姚时春《续刻济阳纲目序》中评价该书说："见其分门类，叙先后，证论脉法，井井有条，学者开卷既易于寻方，病者揣脉无难于对证。而荫斋公又集百家之精华，汇诸书之奥旨，附以己说。诸论之中，细注释焉；各方之下，复引证焉。真所谓济阳之宝筏，纲举而目张也，安可听其湮没而不传哉。"

《疹科类编》的传世，要归功清代三原的董汉杰，字诚斋。董汉杰在为《疹科类编》所作序言中说："《疹科类编》乃临潼武叔卿先生所著也。自此书一出，人隋珠，家卞璧。然未付坊刻，传世甚少。先君子家藏一本，赖以全活者甚多。忆庚申岁底，忽命杰曰：尔虽习举子业，医道不可不讲，且尔亦有子女，将来出痘疹，宁束手惟他人是问乎。遂细阅此书一过，颇解大义。次年辛酉正月，即疫气流行，排门挨户出疹。适先君子卧病，踵门求治者不下数百人，杰按方治之，辄随手愈。后癸酉到都门，即遇疹行，男女大小起死回生者，一年之内约数千百人，然皆宗此一书，神明变化而用之者也。今业登仕途，簿书鞅掌，不遑理此，不敢秘其术，付之梓人，用以广其法，俾世之留心疹科者，皆知叔卿先生著书救世之苦心，而欲保爱后人者，当亦知治法实有所自来云。"

近现代以来，民国上海秦又安先生，在妇科著作《胎产证治》序中说："妇人病之别立科目，滥觞于扁鹊之为带下医，继之者仲景有妇人方，至元代设带医、乳医、褥医等科。宋·陈自明著《妇人良方》，明·王肯堂著《女科准绳》，清·武之望著《济阴纲目》，而妇人科遂独立矣。"

近代上海名医严苍山，在《竹泉生女科集要》序中评价该书说："治妇人之病较男子为难，妇人性多执拗，有幽隐之疾不肯直言，且胎前产后与月经诸患亦较男子为多，先贤所以有宁治十男子，莫治一妇人之叹也。对于妇科书籍，古人著者颇多，各有所长，要其最详而备者为《济阴纲目》，最约而赅者为《医宗金鉴》，此外善本未曾阅及。"

近代陕西中医学家黄竹斋先生，于1937年拟定之中医大学教学方案中，曾建议采用《济阴纲目》作为"女科"主要教材之一。

1985年4月，渭南人姜亚洲先生到武之望故里调查走访，整理了武之望的生平事迹、医学著述。还有其他著述，盛赞武之望在中国医学发展史上写下了光辉的一页。如郭振球在《武之望〈济阳纲目〉的学术思想》中认为："武之望此书，综贯众说，参合心得，分类比附，浑然自成一体。览此一编，即可省涉猎群书之劳，而收取精用宏之效。"曾勇在《武之望与〈济阳纲目〉》一文中说："武之望先生撰《济阳纲目》乃毕生精华，其编辑之浩，收集之广，取材之精，分类之优，乃博而不杂，简核精当，纲举目张，可谓集明代以前医学之大杰作。实可供教学、临床、研究工作广泛采作参考用书。可惜'盖由当时检印无多，加之年湮代远，水火兵燹之余，失散尤巨也'，现存刻本均视为珍本收藏，建议科技出版部门加以影印，为挖掘祖国医学遗产，有利于中医教育、科研、临床的需要，使《济阳纲目》一书若明珠出桂，重放光辉，该书征引丰富，编撰得当，方论结合，实用性强，既是对我国明代以前中医妇产科学术经验的系统总结，也是中医妇产科学理论与实践紧密结合的成果。"

二、学术传承

武之望虽然在医学方面贡献卓著，但他仍主要身份为明末的著名政治家。因此其后裔少有以医为业者，而"登科中举者，络绎不绝"，逐渐成为当地的一大望族。康熙四十一年（1701），临潼县令将临潼广阳镇改为武家屯以彰其族。因武之望经历中并无专职临证课徒，因此无亲炙医术传人的记载，加之其著作主要是对前人的医论医著进行梳理总结，因此后世众多医家虽对其医学成就推崇备至并继承应用，但鲜有自称为其私淑弟子者。所以武之望学派传承，难以追寻。直到近代，武之望的一些后人追慕先祖的医学成就，通过研读其著作并搜集当地流传的一些武之望治病救人的验方及传说，继承并应用其医学思想从事医疗工作，许多人为当地名医，故介绍如下。

武继祖（1906—1997），武之望后人，为当地名医，是武之望的重要医学传人。先生于1906年农历五月二十二日生于武屯镇广西堡一个没落的地主家庭。幼时读书于本村私塾。民国初年，因遭匪患，举家迁到临潼县城，就读于华清小学。武继祖成年后到许权中麾下当兵。1933年，家乡遭饥荒，家中无人照理，遂解甲归田。回家后除务农之外，他主要集中精力研习中医，立志继承先祖遗志，造福民众。当时武屯一带"霍乱"流行，民众死亡之状十分惨烈。武继祖不计个人的安危，以中医方剂加以针灸活人甚众，这次诊疾实践活动使他对中医学更加热爱，于是他穷览家中所藏历代医书，医技得到进一步提高。他主张因病施治，用药可随时加减，不应拘泥于一格，故在疗疾中虽然用药不多，但疗效甚佳，一般疾病一两剂药即可药到病除。他在治疗精神病方面颇有独到之处，清海门源马场王德喜的儿子才十二岁，患精神病住院，久治无效，后到武继祖处求医，他仅用一剂药即将其治愈，后来这个孩子还考上了大学，直至毕业，旧疾也未发作。在儿科方面他也很有建树，武屯镇御宝村王宪章的儿子生下来就便血，在临潼相桥医院医治疗无效，继祖以黄土汤剂一服即使其痊愈。他医术精湛，辽宁、北京、青海、河南等地的患者也慕名前来求诊。武继祖先生在数十年诊疗实践中，积累了丰富的经验，探索出许多灵验医方，可惜"文革"中被焚毁无余。先生生性耿直，乐善好施。抗战期间，他曾拿自家粮食周济全村穷苦百姓，以至自己乏困，无法度日，又只好向别人借贷。"文革"中先生遭到残酷迫害，但他十分豁达，从不计较这些，就连当年迫害过他的人上门求医，他也一视同仁，认真为其疗疾。1997年农历九月十八日，武继祖先生在家中病逝，享年92岁。

武翰卿（1911—1990），武之望后人，生于武家屯广镇堡。其父武家璋为私塾先生。他一岁亡父，十八岁丧母，奔泾阳投其姨母许氏处。当时泾阳县云阳镇有一精于针灸、外科的老中医，不幸子女俱亡。这位中医夫妇笃信佛教，秉性善良，遂将天明收在膝下，传其医术。后天明随师父寓居西安多年，及至新中国成立后才回归故里。不久天明又到临潼县雨金镇行医，并在那里成家立业。1953 年，陕西省人民政府卫生厅据其医术，给其颁发了中医师证。1957 年，天明再次回归故里。他一边务农，一边为群众治病，直到去世。天明出身贫苦，一生与人为善。他为人医病，小病不收钱，大病少收钱，其医术医德颇为当地人称道。他虽然生活困窘，但对当时来村上乞讨的，没有不施予的。1990 年，天明先生寿终正寝。

武文贤，武继祖三子。生于 1937 年，随父行医近二十年，1995 年病逝。

李富华，武继祖弟子，祖籍河南省新郑市辛店镇东土桥村。1949 年 3 月出生在今阎良区武屯镇耿许东堡村一个贫苦的农民家庭。长大后他从戎雪域，在西藏守边三载。转业后先后在西安、华阴、华县、山西河津等地工作，1984 年调回家乡武屯地段医院工作。1986 年在临潼县首届科学技术会议上，他被授予"自学成才一等奖"。他在武屯医院工作期间，和自幼仰慕的武继祖老先生同室习医，遂拜先生为师。他在武老先生的指导下，通过对武之望医学著述的研读和多年的临床实践，在治疗肝病、乳腺增生、脑血管病方面积累了丰富的经验，研制的济阴宝、乳康胶囊、乙肝胶囊疗效甚佳。他因医术精湛，医德高尚，颇受当地群众称道。武继祖先生生前对他十分器重，视其为武之望医学的重要传人。李富华同志是一名优秀的共产党员，1995 ～ 1999 年曾任中共武屯医院支委书记，在任期间，廉洁奉公，重视医疗技术人员培养，为武屯地区的防疫工作做出了显著贡献，多次受到市、区卫生部门的表彰。李富华先生现已年近六旬，但他仍孜孜不倦，潜心研究中医学，在业务上精益求精，为继承和弘扬武之望的学术思想而不断地奋斗着。

三、后世发挥 🦤

武之望的相关著作及学术思想在后世医家著作中多有引用与发挥。

如清康熙年间萧埙对《济阴纲目》倍加推崇，常予引用。如在《女科经纶·卷七·崩带门》崩漏用灰药主治条中指出："以上十三条，序治崩漏用药之方论也。《济阴纲目》载方立论，不止于此，数方详说，简要切用，故采录之。"

清代三原的董诚斋，早年尊其父命尝研读此书，颇解大意。辛酉岁（1681），董氏家乡疹疫流行，按其方法治疗数百人，辄随手而愈。癸酉岁（1693），董氏到京城，适遇痘疫流行，又如法治疗，使数百人得愈。如其在《疹科类编》和解散条注曰："诚斋依此方曾治数十儿，真能起死回生。"在清肺解毒汤条注曰："诚斋依此方曾救数十儿，起死回生。"在敛肺汤条注曰："诚斋依此方曾救数十孩子，真仙方也。"在柴胡麦门冬散条注曰："诚斋治正蓝旗敦拜子疹十日不收，即效。"在干姜桔梗汤条明确指出："吾邑武之望者，专精咽喉乳蛾，用此方辄效。他人概以清凉之药治之，多寒闭而死，惟武百治百效。诚斋少年曾见用此，疑而问之，彼云：遇此等病，当反治之。深得其意，常移以治疹之无声而哑者，颇收奇绩，不忍秘，并附于篇末。"

清·陈修园《医学三字经·卷之二·妇人经产杂病第二十三》"妇人病，四物良"条注曰：妇人"与男子同，唯经前产后异耳。《济阴纲目》以四物汤加香附、炙草为主，凡经前产后，俱以此出入加减。"认可并沿袭武之望将四物汤作为妇科特别是月经病主方的学术观点。

清·陈佳园《妇科秘书·中恶中暑中湿中风论》中针对"妊娠忽然心腹刺病，闷绝欲死者，谓之中恶，即俗谓肠痧是也。盖因血气不和，精神衰弱，邪毒之气得以中之。孕妇病此，亦致损胎"，提出"《济阴纲目》内用散滞汤治之，又煮艾方，治正中恶极妙"。

清代外治大家吴师机在其《理瀹骈文·续增略言》记述："《济阴纲目》载一妇严冬难产血冷凝滞，用红花煎浓汤棉蘸畲之，并以器盛汤，又暖又淋，久而生一男子。又一妇难产，下体已冷，用椒橙吴萸煎汁，如上法淋洗遂产，可以为法。产后症有葱熏、姜擦、醋喷、黑豆蒸熨诸方，皆稳，宜推用。"可见对《济阴纲目》外治法推广与应用。

清代《柳选四家医案·评选爱庐医案》妇人门案三条中记述曰："痛经数年，不得孕育，经水三日前必腹痛，腹中有块凝滞，状似癥瘕伏梁之类，纳减运迟，形瘦神羸，调经诸法，医者岂曰无之，数载之中，服药无间，何以漠然不应。询知闺阁之时，无是病。既嫁之后，有是疾，痛之来源，良有以也。是症考古却无，曾见于《济阴纲目》中，姑勿道其名目，宗其意而立方。"也提示清代医家对武之望学术的继承与发展。

新中国成立以来，众多医家对其学术思想及治法方药开展了整理研究，对其学术的发扬发挥了巨大推动作用。

如妇科方面，郑怀林的《武之望人体发生学思想初探》一文指出，调经、种子、受孕、怀胎本是夫妇双方结合的结果，可是在相当长的历史时期内，人们多偏激地认为，不能生育责任全在女方。而武之望的《济阴纲目》中则明确指出："凡孕子在男女之气血冲和。"王天霞等提出《济阴纲目》乃独树一帜之调经种子经典，其重视脾胃，并以求子先调经、求子贵养经血等思想对今天治疗不孕症仍有十分重要的指导意义。张冬红等提出《济阴纲目》外用方具有简便精炼的特点，涉及39种疾病，其中以治疗阴疮、阴痒、乳痈、产后阴脱、阴户肿痛、带下、阴挺下脱等7种疾病的方药最多，用之多验；又提出《济阴纲目》以肝论治妇科病特色中述武之望善用疏肝气、养肝血的方法治疗由肝引起的妇科病。武之望认为肝气郁结与血虚病机之间存在密切联系，血虚是导致肝气郁结的重要因素，肝气郁结形成后又可加重血虚，两者相互影响。指出养血疏肝是以肝论治妇科疾病的重要方法。在须义贞、沈仲理的《浅析武之望〈济阴纲目〉治闭经》一文中则提到，武之望在《济阴纲目》一书中论述治疗闭经的特色是当审证求因，辨证施治，据病情的不同，或泻火养血，或大补脾胃，或益阴降火，或导痰清热，总以病机为要。冯佳佳认为在闭经中武之望主要从"二阳之病论经闭""痰饮所隔论经闭""积冷结气论经闭""思虑伤心论经闭""劳伤论经闭"等几个方面对进行辨证论治，临证施治或泻心养脾，或导痰降火通经，或温通调经，或养阴血调经，或补脾生血调经。应军等利用动物实验证实《济阴纲目》中的女金丹具有明显的雌激素样作用，连续作用引起的卵巢功能恢复和促进月经恢复，从而助孕。王光辉等应用《济阴纲目》中为回乳而设由当归尾、红花、赤芍、川牛膝组成的兔怀散，根据中医异病同治的原则，将此方应用范围扩大用以治疗痛经，不孕，闭经泌乳综合征等妇科病证取得较好效。陈新等巧用《济阴纲目》中的金银花散（芪、银、归、草），融外科之消、托、补为一方，治乳脉不行，结成痈肿，疼痛不可忍，为中药方剂治疗外科疾病提供了更多的治疗思路。专为痛经而设的琥珀散，出自《普济本事方》，由三棱、莪术、赤芍、刘寄奴、牡丹皮、当归、乌药、官桂、延胡索、熟地黄等组成，颇受曹忠仁等推崇，每用于临床，效若桴鼓，该方亦对瘀血所致的产后恶露不绝、不孕症、小腹痛等有较明显的效果。然痛经者，不全为瘀血阻滞胞宫，对于气滞明显者，哈小博认为《济阴纲目》中所载的加味乌药汤行气而不破气，止痛而温通，对于女性痛经患者尤为适用。治疗恶性肿瘤方面，王婧等认为，出自《济阴纲目》之晞露丸，活血祛瘀，消积止痛，其中干漆辛苦温，有小毒，性善下降而破血攻坚；雄黄燥湿解毒；轻粉辛寒，燥烈有毒，内服利水通便；巴豆辛热有大毒，此处取其"破癥瘕积聚"的功效；川乌辛苦温，有大毒，祛湿止痛；硇砂咸苦辛温，有毒，消积软坚，破瘀散结。孙晓霞等认为武之望明确提出"妇人癥瘕并属血病"的病机和"治积需养正"的治则，具体治法包括行气散郁消积、散寒行气消积、行气消食散积、养血活血祛瘀等，对现代妇产科肿瘤及内科胸腹部其他肿瘤的临床辨证治疗具有指导意义。

在男科方面，张春和指出，治疗男性阴囊肿痛，或溃烂作痛，或睾丸悬挂及一切湿痒、腥臭等症，病机相同者，疗效显著。

在儿科方面，苏礼等《武之望〈疹科类编〉述要》中述此书文字精练，内容丰富，具有论疹科辨证义详而明；述疹科治方备而确；申兼症证治法赅而精等特点。其所论及附方，不仅适用于麻疹的治疗，同样也适用于多种儿科疾病的防治。

综上所述，武之望虽非专业医生，但其具有扎实的文化功底、丰富的阅历见闻、严谨的治学精神、缜密的思辨能力；在此基础上，武之望秉承儒家"仁心济世"的宗旨，在政务之余，殚精竭虑数十载，集明以前医学之大成，对临床各科疾病证治都进行了梳理总结，特别是对妇人病、儿科病、老年病、男科病等在当时认识不多、救治乏据的病证，广收博采，并参以己见进行整理汇总。因此其医学著作不仅因为保留了明以前许多医学资料，具有重要的文献价值，且因其独特的背景及视角，其医学学术思想也独树一帜。首先，注重实用，体现在病证同辨、纲举目张，便于识病认证，临证查寻；先论后方、方论结合，以便临证时根据病证的常与变恰当取舍；善举病案、重视实证，突显临床中疗效确切的治法方药，方便临证时效仿应用；精选单方、验方、外治方、食疗方，注重制剂用法也都是为临证实用。第二，折衷取舍，体现在对前人的医学观点不厚此薄彼、妄加评论，而进行深入分析对比，整理归纳后恰当取舍，如既重经方、名方也重视时方、单验方，既视脾胃学术也强调六郁辨证；同一疾病，根据轻重缓急各选代表方剂；同一证候，根据寒热虚实程度等细微不同选择相应方剂；详列经典方剂根据临证复杂多变情况的加减化裁方法，单验方、外治方也根据证候、轻重不同细加选择等。第三，据实发明，武之望虽临证有限，但是善于总结发挥，通过对诊治身边亲人、同僚病证的临证实践，参考前人论述，有所发明，如在妇人病、内科杂病中脾胃学术的应用与提高，儿科病种"疹证"的病因、诊断、治疗、愈后、预防问题，老年病的日常保健、常见病防治等方面提出了许多真知灼见。其治学精神与方法、《济阴》《济阳》等鸿篇巨著，及独树一帜的医学学术思想对当前中医临床仍具有重要的参考意义，值得进一步深入挖掘与推广。

武之望

参考文献

［1］明·武之望著；清·汪淇笺释.济阴纲目［M］.北京：科技卫生出版社，1958.

［2］明·武之望著；李明廉校.济阴纲目［M］.北京：人民卫生出版社，2006.

［3］明·武之望著；梁艳红校.济阴纲目［M］.北京：中国中医药出版社，2007.

［4］明·武之望著；苏礼校.济阴济阳纲目［M］.北京：中国中医药出版社，1998.

［5］黄竹斋.医事丛刊.陕西省中医药研究院据1936年木刻版重印，1980.

［6］姜亚洲.武之望生平和著作.陕西卫生志丛刊，1985.

［7］马宝璋.中医妇科学［M］.上海：上海科学技术出版社，1997.

［8］李复光.谈中药避孕问题［J］.上海中医药杂志，1957（50）：27-29.

［9］胡安邦.中医文献中有关"恶性肿瘤"记载的探讨［J］.上海中医学院学报，1958（4）：253-256.

［10］陈颖.对于"产后脑下垂体机能减退症引起的精神障碍"一文的商榷［J］.安徽医科大学学报，1963，6（1）：60-62.

［11］郭志伟.生化汤运用初探［J］.中医杂志，1965（3）：35-36.

［12］李皓平，余奕群.崩漏治验［J］.新中医，1977（2）：18.

［13］宋光济.治疗胎位异常的体会［J］.浙江中医学院学报，1979：18-19.

［14］郭伟鹏.关于"天癸"实质的探讨［J］.广西中医药，1979（2）：1-4.

［15］王于民.试论"女子以肝为先天"［J］.成都中医学院学报，1982（1）：

80-82.

[16] 李千笛.四物汤在妇产科临床的应用研究［J］.贵州医药，1982（1）：
61-64.

[17] 曾勇.武之望与《济阳纲目》［J］.陕西中医，1982，3（1）：47-48.

[18] 洪武娌.历代妇产科成就概述［J］.江西中医药，1982（4）：27-29.

[19] 王正宇.武之望是清代人吗［J］.陕西中医学院学报，1983（2）：
30-31.

[20] 苏礼，郑怀林.武之望《疹科类编》述要［J］.陕西中医，1984，5（7）：
34-36.

[21] 张承烈.谈谈妇产科中西结合的几点看法［J］.温州医学院学报，
1984（1）：84-87.

[22] 曹忠仁.浅谈痛经的辨证施治［J］.山西中医，1985，1（2）：24-25.

[23] 张文阁.妇科与四物汤［J］.陕西中医函授，1986（2）：28-29.

[24] 张文.试论《济阴纲目》的诊断治疗思想［J］.西安医科大学学报，
1986，7（1）：79-81.

[25] 李景荣.试论《济阴纲目》对整理研究妇产科学的贡献［J］.国医论
坛，1986（4）：32-34.

[26] 郭振球.武之望《济阳纲目》的学术思想［J］.陕西中医，1986，7（7）：
559-560.

[27] 郭振球.武之望《济阳纲目》的学术思想［J］.陕西中医，1986，7
（12）：559-560.

[28] 何连庆.痰病医案四则［J］.河北中医，1986（5）：41-42.

[29] 邵宝仁.《医学论文选编》十五［J］.浙江中医学院学报，1987，11（6）：
49-50.

［30］周文泉．略论《济阳纲目》在老年医学方面的学术特点［J］．上海中医药杂志，1987（5）：10–11.

［31］王起槐．《济阴纲目》求子要诀述略［J］．陕西中医，1989，10（8）：382–383.

［32］张红玉，张泽生．断经验方——芩蕊丸［J］．四川中医，1992（4）：35.

［33］奚嘉．"益通饮"治疗人流术后闭经32例［J］．江苏中医，1994，15（12）：15.

［34］林毅．《济阴纲目》考评［J］．北京中医药大学学报，1995，18（2）：20–21.

［35］肖承惊．子宫肌瘤的论治［J］．中国医药学报，1995，10（4）：45–47.

［36］侯梅荣．免怀散加味回乳效佳［J］．中国民间疗法，1995（1）：5.

［37］蔡莲香．调经种子81例［J］．中国医药学报，1995，10（4）：27–28.

［38］张明德，汪受兰．回乳汤临床疗效的观察［J］．甘肃中医，1996，9（3）：25.

［39］苏礼．论《济阴济阳纲目》的内容及价值［J］．中医文献杂志，1996（4）：3–5.

［40］郑怀林．武之望人体发生学思想初探［J］．陕西中医，1997，18（1）：44–45.

［41］洪文旭．《济阴济阳纲目》脾胃学说初探［J］．陕西中医，1997，18（6）：279–281.

［42］姜厚德．医家奥旨·非儒不能明［J］．家庭中医药，1998（6）：3.

［43］王光辉，薛俊宏．免怀散在妇科临床应用举隅［J］．甘肃中医，1998，

11（2）：34-35.

［44］应军，罗小萍.女金丹雌激素样作用的实验研究［J］.中药材，1999，22（9）：470-471.

［45］张春和.龙胆泻肝汤主治男科病的病机探讨［J］.河北中西医结合杂志，1999，8（3）：418-419.

［46］胡滨.明清时期中医药文献述评［J］.中华医史杂志，1999，29（3）：141-144.

［47］任娟莉.试论《济阴纲目》中的药物外治法［J］.陕西中医，2000，21（5）：234-235.

［48］纪立金."脾主统血"的机理探讨［J］.福建中医学院学报，2000，10（2）：36-38.

［49］张连瑞.武之望〈济阴纲目〉点校本微瑕［J］.中医药学刊，2001，19（2）：146.

［50］王心好.中药治疗皮下埋植避孕引起不规则阴道出血36例［J］.中医杂志，2002，43（12）：929.

［51］须义贞，沈仲理.浅析武之望《济阴纲目》治闭经［J］.上海中医药杂志，2004，38（3）：43-44.

［52］哈小博.漫谈加味乌药汤［J］.开卷有益，2005（2）：38.

［53］张拴成.《济阴纲目》的文献研究［D］.河北医科大学，2005.

［54］苏礼.《济阴纲目》导读［J］.中医文献杂志，2006（3）：46-48.

［55］赵红.明代登莱巡抚考论［J］.济南大学学报，2006，16（6）：69-73.

［56］周清.试浅析明代武之望《济阴纲目》对优生学的贡献［J］.福建中医学院学报，2007，17（4）：47-48.

［57］樊友平，龙政荣，张作庭.《近年整理出版的男科学传统文献述评》
［J］.中国性科学，2008，17（9）：24-25.

［58］周光，刘爱玲，周铭心.燥证治疗八法解析［J］.辽宁中医杂志，
2009，36（3）：360-361.

［59］陈新，艾敏.周平安教授益气活血化痰法治疗肺结节病经验介绍［J］.
辽宁中医药大学学报，2010，12（5）：153-154.

［60］王婧，蒋燕，李鹤.中医"以毒攻毒法"在恶性肿瘤治疗中的运用
［J］.北京中医药大学学报，2011，34（8）：569-572.

［61］张冬红，郭春花，刘爱玲.《济阴纲目》以肝论治妇科病特色［J］.
四川中医，2011，29（2）：45-46.

［62］张冬红，玉霞，张冬青，等.《济阴纲目》妇科疾病外治特色［J］.
上海中医药，2012，46（1）：23-24.

［63］王天霞，张曾玲.《济阴纲目》调经种子特色探析［J］.当代医学，
2012，18（1）：150-151.

［64］王金凤，王芳芳，康嗣慧，等.《济阴纲目》调经方剂用药配伍规律
［J］.黑龙江中医药，2013（3）：56-57.

［65］王金凤.《济阴纲目》调经方剂配伍规律的研究（D）.黑龙江中医药
大学，2013.

［66］郭友平，程松春，刘春丽.《济阴纲目》中经病的诊治方向和原则
［J］.广西中医药大学学报，2013，16（4）：47-49.

［67］陈明霞，冷伟.《济阴纲目》《济阳纲目》外治法探析［J］.现代中医
药，2013，33（2）：76-78.

［68］陈明霞，冷伟.浅析《济阳纲目》养生保健思想［J］.陕西中医学院
学报，2013，36（2）：19-21.

[69] 孙晓霞，孟静言，杨帆.《济阴纲目》对现代妇科肿瘤学的贡献 [J].
中医杂志，2014，55（10）：898-900.

[70] 冯佳佳，曾倩，蓝婧，等.谈《济阴纲目》经闭的论治 [J].云南中
医中药杂志，2015，36（1）：20-21.

汉晋唐医家（6名）

张仲景　王叔和　皇甫谧　杨上善　孙思邈　王　冰

宋金元医家（18名）

钱　乙　成无己　许叔微　刘　昉　刘完素　张元素
陈无择　张子和　李东垣　陈自明　严用和　王好古
杨士瀛　罗天益　王　珪　危亦林　朱丹溪　滑　寿

明代医家（25名）

楼　英　戴思恭　王　履　刘　纯　虞　抟　王　纶
汪　机　马　莳　薛　己　万密斋　周慎斋　李时珍
徐春甫　李　梴　龚廷贤　杨继洲　孙一奎　缪希雍
王肯堂　武之望　吴　崑　陈实功　张景岳　吴有性
李中梓

清代医家（46名）

喻　昌　傅　山　汪　昂　张志聪　张　璐　陈士铎
冯兆张　薛　雪　程国彭　李用粹　叶天士　王维德
王清任　柯　琴　尤在泾　徐灵胎　何梦瑶　吴　澄
黄庭镜　黄元御　顾世澄　高士宗　沈金鳌　赵学敏
黄宫绣　郑梅涧　俞根初　陈修园　高秉钧　吴鞠通
林珮琴　章虚谷　邹　澍　王旭高　费伯雄　吴师机
王孟英　石寿棠　陆懋修　马培之　郑钦安　雷　丰
柳宝诒　张聿青　唐容川　周学海

民国医家（7名）

张锡纯　何廉臣　陈伯坛　丁甘仁　曹颖甫　张山雷
恽铁樵